望诊

一学就会

田淇元 隋博文 主编

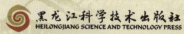

黑龙江科学技术出版社
HEILONGJIANG SCIENCE AND TECHNOLOGY PRESS

图书在版编目（CIP）数据

望诊一学就会 / 田淇元，隋博文主编 . -- 哈尔滨：黑龙江科学技术出版社，2025. 3. -- ISBN 978-7-5719-2716-5

Ⅰ . R241.2

中国国家版本馆 CIP 数据核字第 2025AE1948 号

望诊一学就会

WANGZHEN YI XUE JIUHUI

田淇元　隋博文　主编

策划编辑　沈福威　吕玉萍

责任编辑　陈裕衡

封面设计　李东杰

出　　版　黑龙江科学技术出版社

地　　址　哈尔滨市南岗区公安街 70-2 号

邮　　编　150007

电　　话（0451）53642106

传　　真（0451）53642143

网　　址　www.lkcbs.cn

发　　行　全国新华书店

印　　刷　三河市南阳印刷有限公司

开　　本　670 mm×960 mm　1/16

印　　张　12

字　　数　210 千字

版　　次　2025 年 3 月第 1 版

印　　次　2025 年 3 月第 1 次印刷

书　　号　ISBN 978-7-5719-2716-5

定　　价　59.00 元

前 言

　　望诊是中医诊断学中一种古老且重要的诊断方法，是几千年来中医理论精华的一部分，其历史可以追溯到几千年前。战国时期的名医扁鹊根据民间流传的经验和他自己多年的医疗实践，总结出诊断疾病的四种基本方法，即望诊、闻诊、问诊和切诊，总称"四诊"，古称"诊法"。在古代，中医师通过观察患者的面色、舌象、眼睛和指甲等外在特征来了解患者的健康状况。随着时间的推移，望诊逐渐发展成为中医诊断的重要组成部分，并在现代中医实践中发挥着不可或缺的作用。

　　望诊的原理基于中医的整体观和五行学说。中医认为，人体是一个有机整体，各个器官之间相互联系、相互影响。五行学说将宇宙万物归纳为木、火、土、金和水五种基本元素，并认为这五种元素之间存在相生相克的关系。通过观察患者的外在特征，中医师可以推断出其体内的五行平衡状况，从而判断其健康状况。

　　在实际操作中，望诊主要包括面色望诊、舌象望诊、目象望诊和指甲望诊等几个方面。面色望诊主要观察患者的面色是否正常，如面色苍白、萎黄、潮红等，以判断其气血、阴阳等盛衰。舌象望诊则主要观察患者的舌质、舌苔颜色、湿度、形态等特点，以了解脏腑功能状态。目象望诊主要观察患者的眼睛是否有神，是否有充血、水肿等现象，以判断肝、肾功能状态。指甲望诊则主要观察患者的指甲是否有白斑、凹陷等现象，以了解气血、营养状况。

除了上述几个方面，望诊还包括一些细节方面的观察，如患者的精神状态、体态、呼吸等。例如，精神萎靡不振可能提示身体虚弱或疾病缠身；体态肥胖或消瘦可能提示脾胃功能异常；呼吸急促或气喘可能提示肺功能异常或心肺疾病。

需要注意的是，望诊只是中医诊断的一部分，通常需要结合闻诊、问诊和切诊等其他诊断方法来综合判断患者的健康状况。同时，由于患者个体差异和文化背景的不同，望诊的结果也需要结合具体情况进行解读。因此，在实际应用中，中医师需要具备丰富的临床经验和敏锐的观察力，才能准确地运用望诊来进行诊断。

本书通过全身望诊，局部望诊，望舌，望体液、分泌物及排出物，望小儿指纹等五个方面来阐述望诊的具体方法。书中配备了精美插图，并通过四诊结论结合七情、脏腑、经络等辨证学说，来确定其病变部位、发病原因、病变性质和病情轻重等具体情况。由于作者的自身医学认识有局限性，因此，书中可能会有部分内容存在歧义和争论，读者要辩证地看待这部分内容。如有疾病，应及时就医，切莫耽误病情。

目 录

第一章 望诊概述

第二章 全身望诊

第三章 局部望诊

第四章 望舌

第五章　望体液、分泌物及排出物

第六章　望小儿指纹

第七章　常见外科疾病望诊

第一章

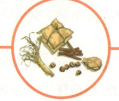

望诊概述

第一节 望诊的定义

当今著名史前文明学家李卫东博士说过:"中医学是中国人的第五大发明。"中医文化源远流长,可以追溯到几千年前的中国古代。经过漫长的实践和发展,中医积累了丰富的理论知识和临床经验。

中医有许多诊断方法,如四诊合参、七情辨证、脏腑辨证和经络辨证等。在这些诊断方法中,四诊合参是一种非常重要和基本的诊断方法,因为只有通过四诊合参,医生才能全面地观察和了解患者,收集到比较详细的病情资料,并将四诊结论结合七情、

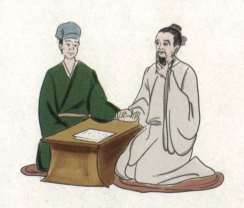

脏腑、经络等辨证学说,来确定患者的病变部位、发病原因、病变性质、病情轻重等具体情况。而在望、闻、问、切四诊中,望诊又处于相当重要的地位。

成书于两千多年前的《黄帝内经》奠定了中医诊断学望、闻、问、切四诊的基础。其中,望诊主要为通过观察人体神、色、形、态的变化,以推测脏腑形态及功能的变化,在人类认识客观事物的过程中,视觉接收的信息量巨大,占据重要地位,因此,望诊也位列四诊之首。现代医学诊断学的视、触、叩、听、嗅也将望诊列为第一位。因此,作为医者,"察言观色"是基本功。历代医家通过长期的临床实践和经验总结,发现五脏六腑的病变会在人体许多部位的体表标志上有所体现,其中以面舌部最为明显。

五脏开窍于五官

《灵枢·五阅五使》提出："鼻者，肺之官也；目者，肝之官也……耳者，肾之官也。"五官合五脏的理论认为心、肝、脾、肺、肾五脏分别开窍于面部舌、目、唇、鼻、耳五官。

 五脏六腑在面部的投射区域

《灵枢·五色》提出："鼻——明堂；眉间——阙；额（颜）——庭；颊侧——蕃；耳门——蔽。与五脏相关的位置是阙中（印堂）——肺；阙下（下极）——心；下极之下——肝；肝部左侧——胆；肝下——脾，肝上——胃，中央——大肠；挟大肠——肾；明堂（鼻）以上——小肠；明堂（鼻）以下——膀胱子宫。

 头面部经络循行复杂

头为"诸阳之会"，为手三阳经和足三阳经的交汇之处。同时，手足三阴经也通过经别与头面部联系。头面部不同经络循行部位出现与年龄、肤色、体质不符的皱纹、条索和色斑等，常提示相应部位循行经络所属脏腑的异常。

 舌诊在中医望诊中占有极其重要的地位

《伤寒观舌心法》云："诸经之气，皆上注于舌，是以望舌可以知脏腑经络虚实寒热。"五脏六腑之异常经常首现于舌部，通过观察舌质、舌苔、舌下络脉等形态特征，可以知正邪盛衰、病邪性质及预后，并指导治疗。

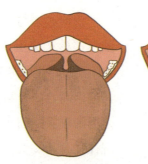
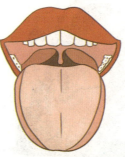

第二节　望诊的原理和意义

望诊的原理

望诊是四诊之首。中医的望、闻、问、切四诊，实际上对应着眼睛的视觉、鼻子的嗅觉、耳朵的听觉以及手的触觉等四种知觉。而在这四种知觉中，一般来说，眼睛的视觉是最为敏锐的。因此，有经验的医生往往在初见患者的那一刻起，就已经开始用眼睛来对其进行望诊，初步获得病情资料并判断其基本的患病情况；然后才通过嗅闻、询问、切脉等方法更进一步地了解病情。

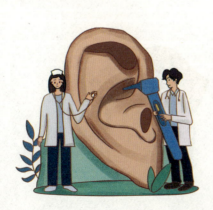

望诊与其他诊断方法之间存在递进关系。在四诊中，通过望诊所收集到的一些基本的病情资料，是其他诊断方法的依据和基础。而闻诊、问诊、切诊等诊断方法，是指在望诊结论的基础上，进一步地观察和探究病情。

望而知之谓之神。中医理论认为，人体的外在部分与体内脏腑之间存在着密切的联系，内部脏腑的病变往往会表现在人体的外表上。医生通过望诊观察患者的神态、身形、气色、举止、动作、反应等外部情况，往往能够测知患者体内的病变部位、病情轻重等病变情况。

望诊必须与其他诊断方法结合。虽然望诊十分重要，但是在诊断时，也不能过分地强调其重要性而将其与其他诊断方法分割开来独立诊病。这是因为在实际临床中，患者的疾病情况往往复杂多变，有时其身体上还会出现一些虚假症状。所以，医生在诊断病情时，应当注意四诊合参，即不仅要通过望诊收集患者的基本病情资料，还应当通过闻诊来观察患者身体及其排出物的气味，通过问诊来了解患者的既往病史、患病时间以及平时的发病症状等，通过切诊来了解患者的脉象和身体其他部位出现的异常状况等，最后将这四诊所得的病情资料结合起来，才能全面、详细地了解病情，从而做出正确的诊断，并保证治疗的有效性。

望诊的意义

《景岳全书·杂证谟·非风》曰："然肥人多湿多滞，……宜于前治痰

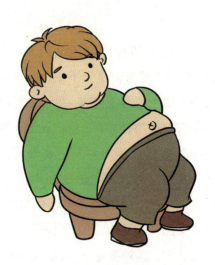

之法随宜暂用。"可见肥胖好发于痰湿体质者。气虚肥胖者肤白肌松、舌苔白腻，血瘀肥胖者有皮肤色素沉着等，这些与体质相关的信息都是通过望诊来获取的。通过望诊进行体质辨识，干预偏颇体质的调理，在未病先防、既病防变方面都有着重要意义。

评估健康状态

中医理论认为，人体是一个有机整体，内在脏腑通过经络与外在形体官窍息息相通，脏腑的生理病理变化可通过经络表现在外。因此，中医学通过观察人体外在的神色形态，就可以了解脏腑的功能，评估人体的健康状态，并指导养生和防病。

判断病因病位

望诊可初步判断病因、病位。如心主管全身血脉和神志，因此，通过望神情、面色、舌象等，可以判断病位是否在心。

判断病情轻重

中医学将人体生命的整体表现称为神。中医学通过望神，即通过观察两目、神情、面色、体态、舌象等多方面信息，对病情轻重进行大体判断。

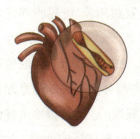

🫘 辨别致病因素

因为各种致病因素的性质不同，致病特点相异，所以临床上根据这些致病特点，可以辨别不同的致病因素。

◆ 望诊可预判心脑血管疾病

除了整体望诊，局部望诊法对初步预判五脏病变也非常有益。有些病症的临床表现往往不典型，如冠状动脉粥样硬化性心脏病，患者除了有胸闷、胸痛，还可能表现为腹痛、胃胀、咽喉不适，甚至牙痛、背痛等。如何初步排除这些潜在风险呢？可以通过望诊来确认有无如下表现。

耳垂的皱褶——冠状沟。

鼻根部与两目内眦连线的山根处出现皱褶。

中指、小指内侧均表现出明显的色泽变化。

舌尖瘀斑、舌质紫暗或舌下络脉曲张。

如果有上述异常表现，均提示患冠状动脉粥样硬化性心脏病的可能性较大，需要考虑本病。

◆ 望诊可初步诊断形质病变

中医在诊断占位性病变等形质病方面有一定经验，通过望诊判断脊柱异常也属于形质病的范围。望诊与全息学说密不可分，无论是面诊、耳诊、眼诊、手诊还是第二掌骨诊疗法等，患者均可出现"有诸内而形诸外"的异常表现。很多具有全息表现异常的患者并没有明显症状，而运用现代诊疗手段发现异常的患者中，多数已病至中晚期。因此，应重视全息学说与望诊的运用。

◆ 望诊可排除假神与精神心理疾病

传统的望神内容包括得神、失神、假神。此外，神气不足、神志异常等也属于望神的内容，重点主要是判断假神和精神异常。精神异常一般要排除抑郁症等容易发生意外的病症。失神又称无神，是精损、气亏、神衰的表现。这类患者多面色晦暗，眼神呆滞（瞳孔为命门，反映阳气的出入）等。假神多见于久病、重病之人，本已失神，但突然精神转佳，目光转亮，言语不休；或病至语声低微、断续，忽而响亮起来。当然，如果患者有自伤或自杀的念头或行为，则更需要注意。

生机，面部黯淡无光或颜色不含蓄则是病重。

《灵枢·五色》云："赤色出两颧，大如拇指者，病虽小愈，必卒死。黑色出于庭，大如拇指，必不病而卒死。"两者均为危证。通过望诊中的望色，可以判断生机与危象。

◆ 望诊可判断生机与危象

中医学认为，面色明润含蓄才是

第三节 望诊的内容和方法

 望诊的主要内容

望诊的主要内容是通过观察人体的神、色、形、态等来推断体内变化。有些疾病只反映神或色等单方面的异常，有些疾病却反映神、色、形、态等多方面的变化。

望诊主要包括全身望诊和局部望诊。全身望诊，是指通过对患者外表的神态、面色、形体、姿态等整体情况进行概括的诊察，从总体上大致了解疾病性质与病情程度的一种诊断方法。局部望诊，是指在全身望诊后，再深入、细致地诊察患者的头部、面部、五官、皮肤、排出物等，从而详尽

地了解病变原因、病变部位、病变性质等具体疾病情况的一种诊断方法。

全身望诊和局部望诊具有互不相同但又相互补充的作用，因此，医生在望诊时，应当将全身望诊和局部望诊结合起来，才能准确地判断和掌

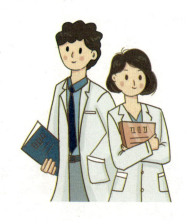

握病情变化，并为之后的对症治疗打下坚实的基础。

望诊的方法

对诊室的要求

◆ 对诊室的要求

中医望诊对诊室有严格的要求。诊室应该具备窗户、有充足的自然光线、室温不能过高或过低。如果自然光线不足，可以借助色温6500K左右的标准日光灯，必要时在自然光线下复查。

对患者的要求

患者在身心平静的状态下，充分暴露受检部位，尽量不用化妆品，将皮肤、指甲、头发等处的真实状态展现给医师，便于医生获得疾病的真实信息并进行正确诊断。

对医师的要求

医师应该熟练掌握中医基础理论知识，熟悉疾病的常见临床表现，望诊时态度严肃，专心致志。首先进行整体观察，再进一步根据病情进行局部观察，结合其他诊法的结果进行分析诊断。

望诊的注意事项

◆ 注意正常状态与病理状态的区别

人体的健康状态由于地理、气候、体质、年龄、性别等因素的不同而各有差异。因此，医师要大量观察，积累经验，熟知正常人体在不同情况下的正常表现，与病理表现相区别。

◆ 注意动态观察

同一症状在不同临床阶段，意义不同。因此，分析某一症状时，要结合疾病的发展阶段，动态观察，以深入了解这个症状的临床意义。

第四节 望诊的实用价值及优势与不足

 ## 望诊的实用价值

能对健康人或患者做出大体评价

中医望诊思想的基本特点是中医学"见微知著"的诊病思维模式。医师通过对患者神、色、形、态等方面的观察和检查，对患者的病情做出初步判断，进一步推断患者内在脏腑可能产生的病变，并结合闻、问、切，四诊合参，以及运用现代医学检测手段，对患者的疾病做出明确的诊断和制订有效的治疗方案。

早期诊断患者的潜在疾病

人体外部不同部位的皮肤色泽、色斑及状态等征象，与五脏六腑的盛衰变化有着密切的关系，尤其是舌象、面象方面的变化。通过观察面象、舌象的变化，可以了解不同个体的体质或存在哪类疾病，以及疾病的病位或

深浅。通过望诊进行研究并运用现代检测手段去证实，有助于早期发现未引起患者重视的潜在疾病，更有助于对患者进行整体性调节与治疗。

及早治疗疾病

中医望诊在临床治疗中更能把握患者的疾病特点，治疗上更加人性化，对于一些现代医学无法诊断的神志精神类疾病，能给出更好的治疗方案。另外，对于现代医学中的癌症等疑难杂症，中医望诊也可以根据患者的神、色、形、态给出较好的调理方案，以延长患者的生存时间，提高患者的生活质量。

有利于脑血管病的早期预防和分型诊治

脑血管病属中医"中风"范畴，多由脾肾气虚、痰浊内阻，或肝肾阴虚、肝风内动，或情志抑郁、经脉失

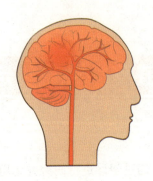

和，或气血虚弱、血行不畅引起。无论是哪一证型的脑卒中，都有其特定的病理基础和相关的临床表现，均可通过面象与舌象反映出来，从而实现早期预防和分型诊治。

 ## 望诊的优势与不足

望诊是诊病的一个较高境界。"望而知之谓之神"，秦越人望齐侯之色的故事令人感叹，如果医生没有扎实的中医理论基础和中医思维，要想望而知之，实为难矣。

当然，中医望诊的宏观认识方法有其优势，也有其缺点，在探讨生理、病理及疗效的机制时就显得无能为力。中医望诊对人体的认识是重道轻器的，即对功能改变的观察细致、全面，却缺少精确的数量表达，这是由当时的科技发展水平所决定的。

在早期发现并诊断疾病方面，中西医各有所长，中医学对人体功能病变的诊察细致，而现代医学在发现疾病早期的结构改变方面有优势，二者可以互补。只有公正、客观地认识中医学的优势和不足，才能扬长避短，发挥其优势，有利于学习掌握中医理论和临床运用中医理论，也有利于中医临床疗效的提高。

第二章

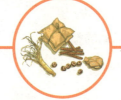

全身望诊

第一节　望神

神是人体生命活动的总称，也是对人体生命现象的高度概括。神的意义有二：一是"神气"，是指脏腑功能活动的外在表现；二是"神志"，是指人的思维、意识和情志活动。望神就是通过观察人体生命活动的整体表现来判断病情变化的方法。

 望神的原理

神的产生与人体精气和脏腑功能的关系十分密切，神产生于先天之精，又必须依赖后天水谷精微的不断充养。精气是神的物质基础，而神是精气的外在表现。精气充足则体健神旺，抗病力强，即使有病也多属轻病，预后较好；精气亏虚则体弱神衰，抗病力弱，有病则多重，预后较差。所以，观察患者神的盛衰，可以了解其精气的盛衰，推断病情的轻重，判断病变的预后。

 神的具体表现

中医理论强调"形神合一"，有形才显神，形健则神旺。神是人体生命活动的总的体现，具体表现于人体的目光、色泽、神情和体态诸方面，而诊察眼神的变化是望神的重点。

🫘 **两目**

因目系通于脑，目的活动直接受心神支配，眼神是心神的外在反映。目之视觉功能可反映脏腑精气的盛衰，故望神的重点是观察两目。一般而言，凡两目神光充沛，运动灵活，视物清晰者为有神，是脏腑精气充足之象；凡两目浮光外露，目无精彩，

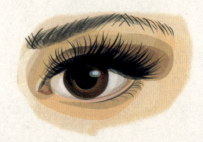

运动不灵，视物模糊者为无神，是脏腑精气虚衰之象。

色泽

色泽是指人体周身皮肤（以面部为主）的色泽。皮肤的色泽荣润或枯槁，是脏腑精气盛衰的重要表现。

神情

人的精神意识和面部表情是心神和脏腑精气盛衰的外在表现。心神为人体的主宰，在人体生命活动中具有重要的作用。心神正常，则人神志清晰，思维有序，表情自然，反应灵敏；反之，心神已衰，则神志昏蒙，思维混乱，表情淡漠，反应迟钝。

体态

体态指人的形体动态。形体丰满还是消瘦，动作自如还是艰难，是机体功能强弱的外在征象，也是反映神之好坏的主要标志。

望神时除重点观察上述几方面外，还要结合神在其他方面的表现，如语言、呼吸、舌象和脉象等，进行综合判断。

神的分类与注意事项

神的分类

临床根据神的盛衰和病情的轻重，一般可分为得神、少神、失神、假神和神乱五类。

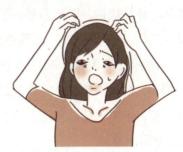

◆ 得神

得神又称"有神"。其临床表现为两目灵活，明亮有神，面色荣润，含蓄不露，神志清晰，反应灵敏。提示精气充盛，体健神旺，为健康的表现，或虽病而精气未衰，病轻易治，预后良好。

◆ 少神

少神又称"神气不足"，其临床表现为两目晦滞，目光乏神，面色少华，暗淡不荣，精神不振，少气懒言，动作迟缓。提示精气不足，机能减退，多见于虚证患者或处于疾病恢复期的患者。

◆ 失神

失神又称"无神"，是精亏神衰或邪盛神乱的重病表现，可见于久病虚证和精亏神衰、邪实的患者。

精亏神衰而失神：临床表现为两目晦暗，目无光彩，意识模糊，手撒遗尿，骨枯肉脱，形体羸瘦。多见于慢性久病、重病的患者，预后不良。

邪盛神乱而失神：临床表现为神昏谵语，循衣摸床，撮空理线；或猝倒神昏，牙关紧急。多见于急性病患者，亦属病重。

◆ 假神

久病、重病患者，精气本已极度衰竭，突然之间出现某些神气暂时"好转"的虚假表现者，是为假神。如原本目光晦滞，突然目似有光，却浮光外露；本为面色晦暗，一时面似有华，但两颧泛红如妆；本已神昏或精神极度萎靡，突然神志似清，想见亲人，言语不休，但精神烦躁不安等。

◆ 神乱

神乱指神志错乱失常，临床常表现为焦虑恐惧、狂躁不安、淡漠痴呆和猝然昏倒等，多见于癫、狂、痴、痫、脏躁等患者。

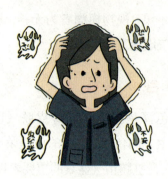

焦虑恐惧：指患者时时恐惧，焦虑不安，心悸气促，不敢独处一室等。多属虚证，常见于脏躁等患者，多由心胆气虚、心神失养所致。

狂躁不安：指患者狂躁妄动，胡言乱语，打人骂詈，不避亲疏。多属阳证，常见于狂病等，多由暴怒气郁化火，煎津为痰，痰火扰乱心神所致。

淡漠痴呆：指患者表情淡漠，神志痴呆，哭笑无常。多属阴证，常见于癫病、痴呆等患者，多由忧思气结，津凝为痰，痰浊蒙蔽心神，或先天禀赋不足所致。

猝然昏倒：指患者突然昏倒，口吐涎沫，两目上视，四肢抽搐，醒后如常。属痫病，多由脏气失调，肝风挟痰上逆，痰浊闭阻清窍所致。

望神的注意事项

临证望神，除了认真观察上述各种神气的表现外，还应注意以下事项。

◆ 以神会神

患者神的表现往往在无意之时流露最真切，故医师在接触患者之初便要做到静心凝神，仔细观察，以医者之神会病者之神，才能达到"一会即觉"的境界。

◆ 神形相参

神为形之主，形为神之舍，两者关系密切。望神是对整体生命活动外在表现的把握，故临床望神必须做到神形相参。一般而言，体健则神旺，体弱则神衰。当神形表现不一时，更应注意综合判断。

◆ 审慎真假

假神见于垂危患者，其"好转"的特点是突然"好转"、局部"好转"，所表现的"好转"假象与整体病情恶化不相符合，一般为时短暂，且病情迅速恶化。而重病患者经治疗后的好转多表现为逐渐好转，并与全身状态的改善相一致，好转呈持续恢复状态。

◆ 明辨得失

神乱与失神的患者都有神志异常的表现，但临床意义有所不同。失神所见神昏谵语、循衣摸床等，一般出现于全身性疾病的危重阶段，是脏腑功能严重衰败的表现；神乱之神志错乱是疾病某一阶段心神受扰的表现，并不标志着精亏神衰或邪盛神乱。

第二节　望色

望色就是指医者观察患者面部颜色与光泽，以判断患者病情变化的一种望诊方法。颜色是色调变化，光泽是明度变化。古人把颜色分为五种，即青、赤、黄、白、黑，称为五色诊；五色诊的部位既有面部，又包括全身，所以望诊包括面部五色诊和全身五色诊，但由于五色的变化在面部表现最明显，因此常以望面色来阐述五色诊的内容。中国人正常的面色为微黄，略带红润，稍有光泽，中医称之为常色。

正常面色

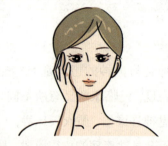

主色

主色是指受先天遗传、后天生活环境的影响，使面部皮肤呈现与别人不同的、一般终身都不会改变的一种基本颜色。比如，五行学说认为，不同的人都可以归入木、火、土、金、水五种类型。木型的人一般面色较青，火型的人一般面色较红，土型的人一般面色较黄，金型的人一般面色较白，水型的人一般面色较黑。

客色

客色是指随着外界环境、生活条件、昼夜时间、季节气候等变化，人的面部皮肤颜色也发生相应变化而呈现的颜色。一般来说，白天，人体内的阳气旺盛，通常会容光外露；夜间，人体内的阴气较盛，面色一般明润内敛。而中医五行学说认为，春季属木，此时人的面色一般偏青；夏季属火，此时人的面色一般偏红；秋季属金，此时人的面色一般偏白；冬季属水，此时人的面色一般偏黑。

此外，居住环境和工作、情绪、饮食习惯以及运动等，都会使人的面色有所不同。例如，长期露天工作、常晒太阳的人，面色一般偏黑；人在生气发怒的时候，面色一般会偏红。

总的来说，无论是主色还是客色，都是面部的正常肤色。进行诊断时，应当多加注意，不要将其与人体发生病变时出现的异常面色相混淆。

不健康的面色

面部色诊，主要是指通过望诊来观察面部各部位的色泽变化，以了解内在脏腑的生理、病理变化。面色既是脏腑气血的外观，也是疾病变化的反映。正常人的面色微黄而带红润，略有光泽，称为"常色"。人体在疾病状态时，皮肤光泽发生变化，称为"病色"。

善色

凡五色光明润泽者为善色，亦称"气至"。善色说明病变尚轻，脏腑精气未衰，胃气尚能上荣于面，多见于新病、轻病者，其病易治，预后较好。如黄疸患者面色黄而鲜明，如橘皮色，即为善色。

病色

凡五色晦暗枯槁者为恶色，亦称"气不至"。恶色说明脏腑精气已衰，胃气不能上荣于面，多见于久病、重病者，其病难治，预后不良。如鼓胀患者面色黄黑、晦暗枯槁，即为恶色。

根据患者面部青、赤、黄、白、黑五色变化以诊察疾病的方法，称为五色主病，又称"五色诊"。五色变化不仅可以代表不同脏腑的疾病，而且可借以推断疾病性质的寒热虚实。

◆ **青色：主寒证、痛证、瘀血证、惊风证、肝病**

青色为经脉阻滞，气血不通之象。

寒主收引，主凝滞，寒盛而留于血脉，则气滞血瘀，故面色发青。经脉气血不通，不通则痛，故痛也可见青色。肝病，气机失于疏泄，气滞血瘀，也常见青色。肝病，血不养筋，则肝风内动，故惊风（或欲作惊风），其色亦青。

临床常见的面部青色变化有如下几种。

面色青白，多见于阴寒内盛、气血凝滞，提示风寒头痛或里寒腹痛。

面色发青，以鼻柱、眉间、口唇为甚，在小儿高热时为惊风之兆。

面色青紫，多见于周围循环衰竭、心力衰竭、呼吸系统疾病引起的缺氧及某些有内脏剧痛的疾病，如心绞痛和胆绞痛等。

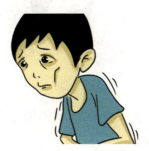

◆ **黄色：主湿证、虚证**

黄色是脾虚湿蕴的表现。

因脾主运化，若脾失健运，水湿不化；或脾虚失运，水谷精微不得化生气血，致使肌肤失于充养，则见黄色。

临床常见的面部黄色变化有如下几种：

黄色鲜明，色如金色，属湿热，为阳黄，多见于急性黄疸型肝炎、急性胆囊炎、胆石症及中毒性肝炎等。

黄色晦暗，色黄如土，少光泽，属寒湿，为阴黄，多见于肝硬化、肝癌、胰头癌等。

面色淡黄，干枯或虚肿，同时见口唇苍白，但巩膜不黄，称为"萎黄"，是脾胃气虚之象，也是黄肿病的见症，多由失血或大病之后气血亏耗，或寄生虫病等原因所致。

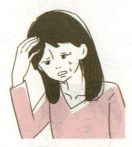

◆ 白色：主虚寒证、血虚证

白色为气血虚弱不能荣养机体的表现。

阳气不足，气血运行无力，或耗气失血，致使气血不充，血脉空虚，均可呈现白色。

临床常见的面部白色变化有如下几种：

面色㿠白、虚浮，多属阳虚，可见于慢性肾炎、哮喘、甲状腺功能减退者。

面色淡白无华，多属血虚，可见于贫血患者。

面色苍白，多见于急性病的阳气暴脱，如大出血、休克引起的血容量急剧下降，以及剧烈疼痛。

面色灰白，多见于铅中毒、肠道寄生虫病（面部灰白兼见白点或白斑）。

此外，若白色见于两眉之间，提示肺部有病；肝病见白色为难治之病。

◆ 赤色：主虚热证、实热证、血瘀证

患者面色红赤，多由热迫血行，面部脉络扩张充盈，血色上荣于面所致。

热证有虚实之别。其中满面通红、目赤，为实热证，可见于脏腑火热炽盛或外感邪热亢盛患者；午后两颧潮红，为虚热证，由阴虚阳亢、虚火上炎所致，可见于肺痨等患者。

此外，若久病、重病患者面色苍白，却时而颧赤泛红如妆、游移不定，为戴阳证，属真寒假热之证，多见于久病脏腑精气极度衰竭的患者，为病情危重之征象。

◆ 黑色：主肾虚证、水饮证、寒证、痛证及瘀血证

黑为阴寒水盛之色。

由于肾阳虚衰，水饮不化，气化

不行，阴寒内盛，血失温养，经脉拘急，气血不畅，故面色黧黑。

临床常见的面部黑色变化有如下几种：

面色黧黑，多为长期慢性疾病所致肾精亏损，如肾上腺皮质功能减退、慢性肾功能衰竭等。

面色青黑，多见于寒凝瘀阻、剧烈疼痛。

面色紫黑、灰黑，多见于癥瘕积聚、心肺瘀滞，如肝硬化、肝癌、慢性心肺功能不全等。

第三节　望形体

望形体即望人体的宏观外貌，包括身体的强弱肥瘦、体型特征、躯干四肢和皮肉筋骨等。人的形体组织内合五脏，故望形体可以测知内脏精气盛衰。内盛则外强，内衰则外弱。

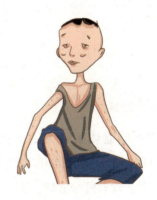

望形体强弱

凡形体强壮者，多表现为骨骼粗大、胸廓宽厚、肌肉强健、皮肤润泽，反映脏腑精气充实，虽然有病，但正气尚充，预后多佳。

凡形体衰弱者，多表现为骨骼细小、胸廓狭窄、肌肉消瘦、皮肤干涩，反映脏腑精气不足，体弱易病，若病则预后较差。

望形体肥瘦

肥而食少为形盛气虚，多肤白无华，少气乏力，精神不振。这类患者还常因阳虚水湿不化而聚湿生痰，故有"肥人多湿""肥人多痰"之说。

瘦而食少为脾胃虚弱，形体消瘦，皮肤干燥不荣，并常伴两颧发红、

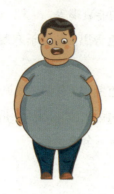

潮热盗汗和五心烦热等症者，多属阴血不足、内有虚火，故有"瘦人多火"之说。其病情严重者，消瘦若达到"大肉脱失"的程度，卧床不起，则是脏腑精气衰竭的危象。

体质阴阳分类

阳盛体质

望诊阳盛体质之人的典型形态特征是形体多较盛壮，面部常见红赤，喜凉畏热，常着较少衣物。

临床意义：见有上述形体和行为特征，提示患者为阳盛体质。其病理特点为阳气偏盛而阴气偏衰，感邪易从热化、火化。故其病多见火热证候。

阴盛体质

望诊为阴盛体质之人的典型形态特征是形体多胖，面色较黑，多皮厚肉松。

临床意义：见有上述形体和行为特征，提示患者为阴盛体质。其病理特点为阴气偏盛而阳气偏衰，易感寒湿等阴性病邪，病变亦多从寒化、湿化。故其病多见寒证、湿证、痰饮、气滞、血瘀等证候。

阳虚体质

望诊为阳虚体质之人的典型形态特征是形体虚胖或瘦弱，面色㿠白或青淡，神情倦怠，精神不振，行动迟缓，肌肉弛缓柔弱，平素喜暖畏寒。

临床意义：见到上述形体和行为特征，提示患者为阳虚体质。其病理特点为阳气不足，阴寒易生，容易遭受寒湿邪气的侵袭，病变多从寒化、湿化。其证候多表现为阳虚内寒、阳虚湿阻、阳虚水停等脏腑功能低下和痰饮停聚等。

阴虚体质

望诊阴虚体质之人的典型形态特征是形体消瘦，面色或见赤红，舌唇红暗少润，神情亢奋，目光有神。

临床意义：见有上述形体和行为特征，提示患者为阴虚体质。其病理特点为阴精不足，阳气偏亢，易于遭受火热燥邪的侵袭,病变多从热化、燥化。其证候亦多表现为阴虚、精虚、内燥、阴虚阳亢等。

阴阳平和体质

望诊为阴阳平和体质之人的典型形态特征是形体高矮胖瘦适中,面色红润,精力充沛,目光有神,嗅觉通利,唇色红润,不易疲劳。

临床意义:见到上述形体和行为特征,提示其人为阴阳平和体质。此类人不易为各类病邪所侵袭,其病变表现多轻浅、缓和。

体质五行分类

木型之人

皮肤呈现青色,头小面长,肩背宽大,身直,手足小,可能劳心思虑,或体力不强。这样的人在秋冬季节容易感邪而生病。因肝脏在五行中属木,故治疗时应着重于调肝疏肝。

火型之人

皮肤呈赤色,脊背宽广,颜面瘦小,头小,肩、背、腹各部的发育匀称,步履稳健。这样的人在秋冬季节易感邪而生病。因心脏在五行中属火,

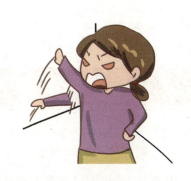

故治疗时应着重于养心调心。

土型之人

皮肤呈黄色,面圆,头大,肩背部发育匀称,步履稳健。这样的人在春夏季节易感邪而生病。因脾脏在五行中属土,故治疗时应着重于调理脾胃。

金型之人

皮肤呈白色,面部呈方形,头小,肩背瘦小,腹小,手足小,足跟坚硬,行动可能较轻快。这样的人在春夏季节易感邪生病。因肺脏在五行中属金,故治疗时应着重于宣肺润肺。

水型之人

皮肤呈黑色,面不平,头大,颊部较宽广,肩部瘦小,腹大,手足好动,尻尾部较长。这样的人在春夏季节易感邪生病。因肾脏在五行中属水,故治疗时应着重于调肾益肾。

第四节 望姿态

望姿态，是指通过观察人的动静姿态、动作举止等，来判断其是否发生疾病以及病变部位、疾病性质等具体病情的一种望诊方法。

正常的姿态是舒适自然，运动自如，反应灵敏，行立坐卧各随所愿，皆得其中。在疾病过程中，由于阴阳气血的盛衰，姿态也随之出现异常变化，不同的疾病伴随不同的病态。

具体来说，望姿态又包括望坐卧姿态和望异常姿态等内容。

望坐卧姿态

望坐时姿态

如果患者坐时喜欢垂下头，呼吸气短且不爱说话，则可以推测其体内可能发生了肺气亏虚证。

如果患者坐时喜欢仰头，呼吸气粗，且喉中多痰，则可以推测其体内可能发生了肺实气逆证。

如果患者坐时不安，急欲站起，则可以推测其体内发生了痰饮停滞证。

望卧时姿态

如果患者在卧时感觉浮躁不安，喜欢将脸朝向外侧，且身体灵活，能够随意翻转，则可以推测其体内可能发生了阳证、热证或实证。

如果患者在卧时慵懒少言，常常将脸朝向里侧，且身体沉重，难以随意翻转，则可以推测其体内可能发生了阴证、寒证或虚证。

从坐卧的姿势来看，如果患者坐卧不安，则可以推测其体内出现了烦

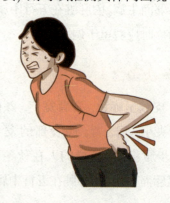

躁症状或发生了腹胀、腹痛。

如果患者只能坐而不能卧，一旦躺卧，就会出现气逆、咳喘，则可以推测其胸腹内可能有水饮停滞或发生了肺胀。

如果患者只能卧而不能坐，一旦坐着，就会头晕眼花或精神疲倦，则可以推测其体内发生了气血两虚证或气竭血脱证。

 ## 望异常姿态

异常姿态是指一些能够反映出脏腑精气等发生异常变化的身体姿态。

如果患者的双眼深陷、暗淡无光，头部下垂，则可以推测其体内精气等出现亏虚。

如果患者的肩膀下垂，背部弯曲，则可以推测其心、肺等脏器的正常功能可能发生减退。

如果患者的腰部酸软疼痛，且难以灵活转动，则可以推测其肾脏的正常功能可能发生减退。

如果患者的两腿动作失灵，屈伸不便，不能长时间站立，行走时摇摇晃晃，需要别人的搀扶或扶住物体才能走路，则可以推测其筋骨的正常功能可能发生减退。

如果患者总是低着头，害怕光亮，则可以推测其可能患有眼病。

如果患者走路时，突然停下，不敢再走，并用手捂住心前区，则可以推测其可能患有心痛。

如果患者的脸颊、眼皮、嘴唇、手指、足趾等不停颤抖，则可以推测其体内可能发生阴虚、血虚，经脉缺乏润养，或者为外感热病后的动风前兆。

如果患者的手足严重抽搐，则可以推测其体内可能发生了肝风内动。

如果患者突然昏倒，口眼㖞斜，半身偏瘫，或是口大张开，小便失禁，或是牙关紧闭，双手紧握成拳等，则可以推测其可能发生了卒中。

如果患者的身体发软，手足麻木，行动不便或全身关节肿痛，活动失灵，难以屈伸，则可以推测其发生了痿病或痹病。

第五节　望呼吸

古人十分重视呼吸与生命和健康的关系，中医学中的望诊也已注意到鼻、口、喉等"息道"。若以现代中西医结合的角度来看，还应注意胸部呼吸肌的运动，并联系呼吸、循环、运动、免疫和神经等多个系统来观察、思考与鉴别，因而特设此篇。

望正常呼吸

健康人在静息状态下呼吸运动稳定而有节律。健康成人频率为16~20 次 / 分，初生儿约为 44 次 / 分，五六岁小儿约为 26 次 / 分。呼吸与脉搏之比为 1∶4。

望异常呼吸

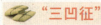 "三凹征"

上呼吸道部分阻塞的患者，因气流不能顺利进入肺部，故当吸气时呼吸肌收缩，造成肺内负压极度增高，从而引起胸骨上窝、锁骨上窝及肋间隙向内凹陷的现象，称为"三凹征"。因吸气时间延长，其又称为吸气性呼吸困难。多由上呼吸道部分阻塞如气管异物所致，也可见于急性喉痉挛、呼吸衰竭等疾病患者。

肋间隙膨隆

下呼吸道阻塞的患者，因气流呼出不畅，呼气时需要特别用力，从而引起肋间隙膨隆现象，因呼气时间延长，又称为呼气性呼吸困难。多见于支气管哮喘、阻塞性肺气肿患者。

胸式呼吸

男性以胸式呼吸为主，多由阳明腑实、肝胆实壅、血瘀水阻所致。可见于腹痛重症，如胰腺炎、胆囊炎、胃穿孔，还可见于肠胀气、肝脾肿大、腹水、腹腔内巨大肿瘤等患者。

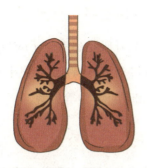

呼吸过速

呼吸过速指呼吸频率每分钟超过 24 次。相当于中医病名"吸促"，可见于发热、疼痛、贫血、甲状腺功能亢进、心力衰竭、肺炎、喘息性支气管炎、哮喘、腹膜炎、急性传染病、尿毒症、糖尿病酮症酸中毒、急性重症出血、癔症性喘息等患者。

呼吸过缓

呼吸过缓指呼吸频率每分钟低于 12 次。相当于中医病名"吸远"，可见于麻醉剂或镇静剂过量、颅内压

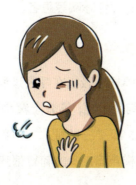

增高、急性传染病神昏之际、喉头水肿或气管内有阻窒物等患者。

呼吸浅快

呼吸浅快，实际上是呼吸节律的一种变化，呼吸深度变浅，有时呈叹息样。可见于呼吸肌麻痹、严重腹水、肥胖，以及肺部疾病如肺炎、胸膜炎、胸腔积液和气胸等患者。

呼吸深快

呼吸深快是指幅度加深的一种呼吸。当正常人剧烈运动时，机体内需氧量增加，则容易出现呼吸深快。病理性呼吸深快多见于剧烈运动者、情绪激动者、过度紧张者以及中枢性呼吸衰竭患者。

呼吸深大快

呼吸深大快是指呼吸幅度增大，伴或不伴呼吸频率的增快。常见于剧烈运动后、严重代谢性酸中毒等患者。可见于糖尿病酮症酸中毒、尿毒症酸中毒等患者。

潮式呼吸

潮式呼吸指呼吸呈现潮式，即由浅变深，由慢变快，随后又由深变浅，

由快变慢，间歇数秒后周而复始，并有一定规律，状若潮水往来的一种呼吸。多由风痰闭窍、毒热壅盛、脏气衰微所致。多见于脑出血、脑梗死所致大脑循环障碍，或见于脑炎、脑膜炎、尿毒症、药物中毒（如巴比妥中毒）、严重休克等，引起呼吸中枢兴奋性降低，使调节呼吸功能的反馈系统失常等患者。

间停呼吸

间停呼吸指有规律地呼吸几次后，突然停止一段时间，又开始呼吸，即周而复始地间停呼吸。其发病机制和病因同潮式呼吸。

叹息样呼吸

神昏，浅促呼吸，时见叹息样或双吸气呼吸。多见于呼吸衰竭或脑水肿等患者。

抬肩呼吸

抬肩呼吸指呼吸时肩膀亦随着动摇，严重者可伴见张口呼吸。抬肩以助呼吸，可能是哮喘患者缺氧时的状况。一般来说，抬肩呼吸能使人体胸胃相应的肌肉和器官剧烈运动，并能吸入更多氧气。

端坐呼吸

端坐呼吸指患者坐于床沿，以两手置于膝盖或扶持床边。见于心功能不全、肺功能不全等患者。

遏止性呼吸

遏止性呼吸表现为吸气过程中突然遏止、屏气，不敢深吸，而仅能浅促吸气，呈阵发性，患者表情痛苦，呼吸较正常浅而快。多由痰热滞肺、瘀血结聚、外伤损肺所致。可见于引起胸壁剧痛诸病，如急性胸膜炎、胸背严重外伤及肋骨骨折等患者。

猫喘样呼吸

猫喘样呼吸表现为喘息抬肩，不能平卧，呼气时间较吸气长，并有猫喘样哮鸣，甚至唇面发绀。多由寒痰内伏、脏气衰微等所致。可见于支气管哮喘、慢性喘息性支气管炎、心力衰竭之心源性哮喘等患者。

蝉鸣样呼吸

蝉鸣样呼吸指在呼吸过程中，肋间隙、胸骨上窝、锁骨上窝均出现明显凹陷，即"三凹征"，并伴有高调如蝉鸣样声音。多由肺胃郁热、疫毒犯喉、阴虚肺燥所致。可见于白喉、喉头水肿、喉头肿瘤等患者，为喉头阻塞性疾病所致。

鼾式呼吸

鼾式呼吸也叫"打呼噜"，指在昏睡时，呼吸张口，吸气深长，伴有响声，甚至如雷。提示自身生理差异或受到某些疾病的影响。

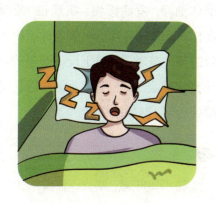

◆ 生理性原因

如果个人鼻道狭窄，呼吸时气流经过狭窄的鼻道，可引起鼻道软组织振动，发出声音，即鼾式呼吸。这种情况多见于劳累者或酒后，属于正常生理情况，一般不需要过度担心。

◆ 病理性原因

由风痰壅盛、痰火闭窍、脏气欲绝所致。可见于肺心病呼吸衰竭、肺水肿、脑出血、脑梗死。动脉瘤、高血压等疾病导致脑出血，引起舌根下坠，从而出现呼吸道不通畅，也会引起鼾式呼吸。鼾式呼吸也可见于睡眠呼吸暂停综合征。此外，帕金森病、特发性嗜睡症等疾病也会影响睡眠觉醒机制，从而引发鼾式呼吸。还有鼻中隔偏曲、扁桃体肥大、腺样体肥大者也可出现上呼吸道狭窄，从而引发鼾式呼吸。

呼吸动摇振振

呼吸动摇振振是指呼吸时头部上下点动，肩亦振动，是呼吸极度困难的表现，多在濒死前出现。

气机失调

气逆证：咳逆喘息，肺气上逆，多见于肺胀者。

气脱证：呼吸微弱而不规则，多见于昏迷或昏仆者。

少气：呼吸微弱，气少不足以息，又称气少。多见于久病衰弱、诸虚不足之证，是气亏体弱的表现。

短气：呼吸气急而短，不足以息。有虚实之分，虚者多属肺气不足，实者多由痰饮内停、气逆于上引起。

有呼吸异常的常见疾病

喘证

望之可见张口抬肩、鼻翼翕动、不能平卧。实证以呼吸深长有余为特点，虚证以呼吸短促难续为特点。多并发于多种急、慢性疾病的病程中。相当于现代医学的急、慢性支气管炎与肺炎、肺气肿等疾病过程中所出现的呼吸困难。

肺胀

望之可见胸部膨满，喘咳上气，痰多，烦躁。病情缠绵，时轻时重，日久则见唇甲发绀、肢体浮肿，甚或喘脱等危重之象。相当于现代医学的慢性支气管炎合并肺气肿、老年性肺气肿、呼吸衰竭和慢性肺源性心脏病等。

哮病

望之可见呼吸困难，呼气时间延长，往往不能平卧，伴有喉中哮鸣，如水鸡声，反复发作，每次发作可持续数分钟、数小时或数日。相当于现代医学的支气管哮喘、哮喘型支气管炎，以及嗜酸性粒细胞增多症或其他急性肺部过敏性疾病所引起的哮喘。

肺痈

望之可见患者咯吐腥臭浊痰，甚则脓血相兼。相当于现代医学的多种原因引起的肺组织化脓症如肺脓肿、化脓性肺炎、支气管扩张继发感染等疾病。

肺痿

望之以气短、咳吐浊唾涎沫，伴形体消瘦，发病缓慢，病程长，反复发作，以虚证为主。凡由各种原因所致的慢性咳嗽，相当于现代医学的慢性支气管炎、支气管扩张症、慢性肺脓肿后期、肺纤维化等。

肺痨

肺痨以咳嗽、咯血、胸痛、潮热、

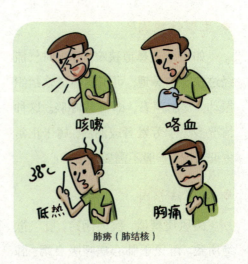

咳嗽　　咯血

低热　　胸痛

肺痨（肺结核）

盗汗、消瘦六大主症为特征。相当于现代医学的肺结核、肺外结核与本病表现相同者。

肺癌

肺癌以喘息、气急为特征，伴有咳嗽、咯血、发热、胸痛等症状。根据本病的临床表现，肺癌可归属于中医学"咳嗽""咯血""胸痛""肺痛""肺痿""痰饮"等范畴。

心力衰竭

心力衰竭以心悸、胸闷、气喘、水肿或夜间突发惊悸喘咳，坐起后可缓解为主要表现，随着病情发展，出现动辄喘甚，或端坐呼吸，不能平卧的症状。相当于现代医学的慢性心力衰竭。

鼾症

鼾症是由于气道阻塞、气息出入受阻，以睡眠中出现鼾声、气息滞涩不利，甚或呼吸时有停止为主要特征的一种疾病。鼾症包括单纯性鼾症与睡眠呼吸暂停低通气综合征，后者分为阻塞型、中枢型和混合型。

◆ 阻塞性睡眠呼吸暂停低通气综合征

阻塞性睡眠呼吸暂停低通气综合征表现为睡眠暂停过程中口鼻气流消失，胸腹式呼吸仍然存在，睡眠过程中由于通气阻力进行性增大而引起口鼻呼吸通气停止超过10秒。阻塞性低通气是指在睡眠过程中口鼻呼吸通气量下降，而非停止，常伴有血氧饱和度下降和憋醒。患者常伴有冠状动脉粥样硬化性心脏病、心房纤颤等心脑血管疾病。

◆ 中枢性睡眠呼吸暂停综合征

中枢性睡眠呼吸暂停综合征表现为与通气驱动功能无关的口鼻气流与胸腹式呼吸同时消失超过10秒。可以发生于心力衰竭患者。

新生儿窒息

新生儿窒息是指由于分娩过程中的各种原因，使新生儿不能建立正常呼吸，引起缺氧、酸中毒，严重时可导致全身多脏器损害的一种病理状况，是围产期新生儿死亡和致残的主要原因之一。

慢性阻塞性肺病

慢性阻塞性肺病是一组以气流受限为特征的肺部疾病，气流受限不完全可逆，呈进行性发展，但可以预防和治疗。望诊早期可无异常表现，病情发展可见胸廓前后径增大，肋间隙增宽，剑突下胸骨下角增宽，称为"桶状胸"。部分患者呼吸变浅、频率增快，严重者可有缩唇呼吸等。

急性呼吸窘迫综合征

急性呼吸窘迫综合征是由呼吸系统或其他系统疾病导致肺泡损伤而诱发非心源性肺水肿，进而导致肺部或全身的炎症，表现为急性低氧血症，胸部影像学检查提示双肺有渗出性改变。最早出现的症状是呼吸加快，并呈进行性加重的呼吸困难、发绀，常伴有烦躁、焦虑、出汗等。呼吸困难的特点是呼吸深快、费力，患者常感到胸廓紧束、严重憋气，即呼吸窘迫，不能用通常的吸氧疗法来改善，亦不能用其他原发性心肺疾病（如气胸、肺气肿、肺不张、肺炎、心力衰竭）来解释。

气胸

气胸是指气体进入胸膜腔造成的积气状态。起病急骤，突感一侧胸痛，呈针刺样或刀割样，持续时间短暂，继之胸闷和呼吸困难，可伴有刺激性咳嗽。

肺动脉栓塞

肺动脉栓塞是指来自全身静脉系统或右心的内源性或外源性栓子阻塞肺动脉或其分支，引起肺循环和呼吸功能障碍的临床和病理生理综合征。栓子种类包括血栓、脂肪、羊水、瘤栓和感染性栓子，其中99%是血栓。有呼吸困难、胸痛、晕厥、咯血等临床表现，呼吸急促和心动过速为其常见体征。

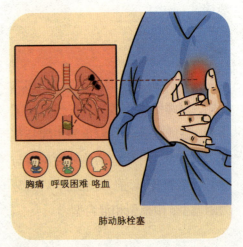

胸痛　呼吸困难　咯血

肺动脉栓塞

心源性肺水肿

心源性肺水肿是指肺血管外液体增多，甚至渗入肺泡内，进而引起的生理功能紊乱。通常由心力衰竭引起，多伴有心脏病史。

◆ 肺水肿间质期

常有咳嗽、胸闷、轻度呼吸急促、劳力性呼吸困难及夜间阵发性呼吸困难，无唇面发绀或轻度发绀，肺底可闻及细小湿啰音或哮鸣音，本期易漏诊。

◆ 肺泡水肿期

表现为面色苍白，发绀，严重呼吸困难，咳大量白色或血性泡沫痰，两肺满布湿啰音，晚期可出现低血压、休克、心率快、少尿等情况。

图雷特综合征

图雷特综合征又称多发性抽搐、抽动秽语综合征，是一组由遗传缺陷和不良环境因素导致的、儿童期多发的神经精神类疾病，是一种以躯体多处肌肉及发音肌抽搐为特征的运动障碍病，临床表现为面部、四肢、躯干部肌肉反复不自主地抽动，伴喉部异常发音与猥秽语言。

巴比妥类药物中毒

巴比妥类药物中毒引起的呼吸抑制表现为意识障碍，可从嗜睡至昏迷，重度中毒者可出现肌肉松弛、腱反射减弱或消失、呼吸浅慢、瞳孔缩小或散大、唇面发绀、尿量减少、脉弱无力、血压降低、休克等。如不及时抢救，最后可因呼吸和循环衰竭而死亡。

龟式呼吸

龟式呼吸是指人模仿龟的潜式呼吸，是气功调息法之一。

第三章

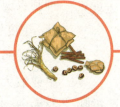

局部望诊

第一节 望头颅

头颅望诊依据

人从出生开始，头颅就备受关注。头颅望诊在中医诊疗中具有重要的意义，古代医家、名著对此形成了很多论述。如《素问·脉要精微论》曰："头者，精明之府，头倾视深，精神将夺矣。"

《医灯续焰·小儿杂述》曰："解颅者，小儿数岁，囟不合而头颅开也。囟陷者，囟门深陷也。囟填者，囟门肿起也。皆属肾虚髓少，骨气不实，多主夭折。"

若望诊颅外伤，应注意的是，不要满足于一时一次的观察，因为颅脑外伤的病情是急骤而多变的。

正常头颅外形

正常人的头颅大小、形态适度、匀称，头部前倾、后仰、左右旋转等活动自如、随意自然；婴儿出生后，头围随年龄增长而逐渐增大，2岁以内生长最快，18岁时达到成人大小；成人头围为54~58厘米，以后基本不再变化。

异常颅脑外形

头大（巨颅）

大头畸形患儿的头围和脑量超过同年龄、同性别儿童平均值的2.5标准差，新生儿头围大于36厘米，头颅均匀增大呈圆形，前额、顶部、颞侧及枕部头骨突出膨大呈圆形，颅缝裂开，每块头骨闭合不全，颅骨变薄，颜面相对较小，脑袋低垂，颅内压增高，压迫眼球，两眼下视，巩膜外露，呈"落日状"，面色㿠白，头颈部青筋暴露，身体消瘦，发育迟缓，神志呆钝，终日嗜卧，智力低下，见于脑积水患儿。中医证型多属先天不足，后天失调，肾精亏损，风、湿、痰、热邪气侵袭，水液停聚于脑。

头小（小颅）

指头围小于同年龄、同性别儿童平均值的 2.5 标准差。小儿头颅狭小，头顶尖圆，出生时头围就小，只有 30 厘米左右，或出生时头围正常，但颅缝早闭合，影响发育，形成小颅畸形，大脑发育亦差，前额和后枕部多平坦而狭小，面孔相对较大，头形尖圆，头颅呈舟、橄榄等形状，头发较粗，头皮较厚，智力低下，行走不稳，多见于痴呆症患儿。中医证型多属于肾精不足、颅骨发育不良。

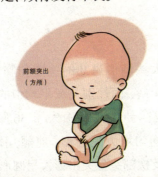

前额突出（方颅）

方颅

额部前突，颞部左右突出，头顶部平坦呈方形。此类患儿多见烦躁不安，夜间惊啼，枕骨部头发脱落，囟门闭合迟缓，出牙较晚，严重者见鸡胸、龟背、手腕和足踝关节畸形，O 形腿或 X 形腿等表现。多见于小儿佝偻病、先天性梅毒患儿。

尖颅

头顶部尖突高起，又尖又小，前额窄、眼眶浅、两眼间距宽、鼻突、腭弓高等，由矢状缝与冠状缝过早闭合所致，头顶部尖突高起，造成与颜面比例异常。多见于先天性疾病尖颅并指（趾）畸形，即阿佩尔综合征。

长颅

指自颅顶至下颌部的长度明显增加，见于马方综合征及肢端肥大症等。

变形颅

发生于中年人，以颅骨增大、变形为特征。常见于变形性骨炎等。

短头畸形

头颅前后径短，枕骨扁平，眼小，两眼裂外侧上斜而内侧低，鼻梁扁平而宽，口常半张，舌常外伸。常见于唐氏综合征患儿。

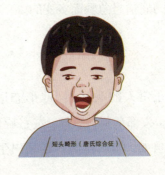

短头畸形（唐氏综合征）

扁头畸形

头颅不尖，多见于小儿长期仰卧所致的枕部或颞部不同程度的扁平畸形。尤见于 3 月龄内婴儿。

颅面骨畸形

头面发育不全，畸形，出生时即有舟状头、三角头、短小头等畸形，有的可有囟门开放、矢状缝裂开和人字缝裂开，以及脑发育不全、颜面部狭小、口裂小、耳郭异常等，故又有"鸟脸畸形综合征"之称。本症常伴其他畸形，如脊柱畸形、骨质疏松、匀称性侏儒、智力低下等。常见于小儿颅面骨畸形综合征（H-S 综合征）。

颅骨缺损

头颅局部见大小不等的凹陷及术后愈合瘢痕，常见于开放性颅脑损伤或火器性穿透伤；不能复位的粉碎性或凹陷性骨折行扩创术后；严重颅脑外伤患者行去骨瓣减压术后；小儿颅骨骨折，可随头颅的生长而出现裂口增大，形成颅骨缺损。

头颅望诊疾病

颅骨骨髓炎

急性者望之头皮红肿，有压痛等炎性反应，远处头皮可有水肿，邻近淋巴结肿大，并可伴有发热、倦怠、寒战等全身症状。慢性颅骨骨髓炎者，头皮下积脓或破溃成窦道，窦道有时闭合，有时破溃流脓，脓液中可夹杂坏死的小骨块，当排脓不畅时，局部与全身症状加重。

颅底畸形

望之颈短、后发际低、头颈歪偏、面颊与耳郭不对称。伴有继发神经损害，表现为枕颈疼痛、声音嘶哑、四肢无力、尿潴留、共济失调和发作性眩晕。颅内压增高，表现为头痛、呕吐、双眼视乳头水肿。颅底畸形主要由某些遗传病或胚胎期受到外界刺激引起的先天性骨质发育不良所致，少数可继发于其他疾病。

颅骨骨瘤

望之见头颅局部隆起的肿块，质硬、与头皮无粘连、表面光滑、边界较清、不活动、偶有压痛，局部头皮无红肿，多无不适感，伴头痛、其他局部疼痛、头晕。板障型多呈膨胀性生长，边界不清，颅骨广泛隆起。内板型较大者可出现高颅压症状和局限性神经系统功能障碍。眼眶骨瘤可造成眼球突出、视力下降等。

颅骨骨膜窦

望之一般在头皮上见一压缩的软性肿物，无搏动，局部头皮可呈现微红色或青蓝色，有时头皮表面还存在小的血管瘤、毛细血管扩张、血管痣，任何能增高颅内压的因素均能使肿物体积增大。当取直立位和坐位时，肿物消失，此时压迫双侧颈静脉，肿物又复出现。当仰卧、俯卧或低头时，肿物明显增大，病变处可触及颅骨的孔隙或破坏。

头部活动受限

头部活动受限表现为头部不能

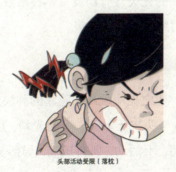

头部活动受限（落枕）

前、后、左、右地随意运动，以及上下、旋转等某方面受限，引起疼痛、眩晕。常见于颈椎病，颈部肌肉受伤如落枕引起疼痛，以及某些脑供血不足或颈动脉狭窄造成的眩晕，或由良性位置性眩晕引起者，往往不能向患侧动作。还可见于某些外伤后。

头部活动受限，主要包括以下3方面。

◆ 头仰

仰头不下，头后仰，颈不能直立，也不能低头俯下，眼睛上吊，伴手足抽搐、痉挛。见于破伤风、小儿急惊风。

◆ 头倾

垂头不举，头倾斜低垂，无力抬举，多见于中期虚衰、气血虚弱或髓海不足。若伴见面黄体弱、气短神疲、纳呆便溏，为中气虚弱。若伴见耳鸣耳聋、腰膝酸软、遗精脉沉，为髓海不足。

◆ 头偏

头部偏向一侧，头侧视型，总向左或向右看，左右顾盼艰难，见于先天性斜颈、落枕、颈部扭伤、神经根型颈椎病及颈椎肿瘤骨质破坏，偶见于瘿瘤、痈疽、疼痛肿胀等。

头部颤动

头部颤动的这种颤动是不随意的、不自主的，多见于患震颤麻痹即帕金森病者。

头部不自主地点头运动

头部不自主地点头运动，见于临终前点头呼吸与严重的主动脉瓣关闭不全。该点头动作常常与自身心跳同步进行，有节律感。

头部摇动

头部摇动，也叫独头摇动，患者不由自主地做出一些摇头动作，俗称"摇头风"，又称"独头摇动"，中医学认为其多属于肝风上亢或虚风内动的表现。若头摇眩晕、面红口苦，多为风阳上扰；若头摇发生在热病后期，伴见烦热、盗汗、舌红少苔，多为虚风内动。多见于老年人震颤麻痹、慢性酒精中毒者或服用摇头丸后。

小儿头颅望诊

头部形状的望诊对于儿科疾病诊治特别有意义。较多见的异常的头型有如下几种。

小儿锁骨颅骨发育不全综合征

小儿锁骨颅骨发育不全综合征，也称 Marie-Sainton 综合征，是一种先天性遗传病，其特点是骨形成不良，主要发生在锁骨、颅骨和骨盆等。望诊可见奇怪外貌，典型体征是头大、面小，头部发育异常（短头畸形）。患儿身材矮小呈侏儒状，单侧或双侧髋内翻，股骨颈短，肋骨倾斜，胸廓畸形。

囟门早闭

正常小儿的前囟在出生后12~18个月关闭。囟门早闭患儿出生时头围小，出生后5~6个月前囟门即提前闭合。如果头围小于同年龄、同性别小儿，且头顶又尖又小，前额窄，智力低下，则应考虑为小头畸形。

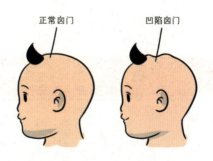

囟门下陷（囟陷）

囟门迟闭（解颅）

视触小儿头顶部，如出生后前囟门闭合比正常时间超过 6 个月、后囟门闭合比正常时间超过 3 个月，则为囟门闭合延迟。中医称之为"解颅"。多见于以下情况。

佝偻病，包括维生素 D 缺乏性佝偻病、家族性低磷性抗维生素 D 佝偻病、维生素 D 依赖性佝偻病和范可尼综合征。

遗传性疾病，如先天愚型、软骨营养障碍、先天性成骨不全、先天性骨骼畸形（如锁骨、颅骨发育不良等）。

内分泌疾病，多见于呆小病、侏儒症、先天性甲状腺功能减退。

全身性疾病，如子宫内或出生后感染，以及营养不良、肠道吸收不良综合征等影响小儿生长发育的疾病。

颅内压力增高，如颅内肿瘤、脑膜炎、脑炎、脑积水和使用四环素等致颅内压力增高，均可引起囟门扩大和闭合延迟。

囟门高突（囟填）

视触小儿头顶部，囟门隆起、紧绷，多见于颅内压增高，可见于各种脑炎、脑膜炎、颅内肿瘤、脑出血，以及长期服用大剂量的鱼肝油、维生素 A 或四环素后引起的颅内压增高。小儿哭啼时，囟门暂时凸起者属正常。

囟门下陷（囟陷）

视触小儿头顶部，囟门下陷，伴眼眶凹陷、皮肤干燥、缺乏弹性，可见于脱水和极度消瘦。中医多属虚证，因吐泻伤津、气血不足导致先天肾精亏虚、脑髓失充。6 月龄内婴儿囟门微陷属正常现象。

第二节　望头发

我国青壮年健康人的头发黑得发亮且富有光泽，头发一般比较稠密，这些都是人体内肾功能比较正常、肾气比较旺盛、精气比较充足的表现。

而老年人一般肾气较虚，精气不充足，所以他们的头发往往颜色发白，较为稀疏且容易脱落。这是正常的生理现象。

头发望诊依据

《素问·上古天真论》云："女子七岁，肾气盛，齿更发长。……五七，阳明脉衰，面始焦，发始堕。丈夫……六八，阳气衰竭于上，面焦，发鬓颁白……"由此阐述了人体毛发生长会随着年龄增长而趋于衰老、逐渐脱落，并详细论述了毛发与人体全身经络和气血的关系，毛发病的病因病机以及治疗的方法和药物。《素问·六节藏象论》中有"肾……其华在发"，说明体内肾气的盛衰能从头发上显露出来，再进一步剖析肾和毛发的关系，主要为肾中精气对毛发的生理作用。

健康头发

毛发的颜色一般是由基因决定的，无论什么颜色的毛发，健康的毛发都应是稠密、润泽的。此为肾气充盛、精血充足的表现。不同人的头发形态有所区别。常见的有直发、波发、卷发等。以美发手段改变头发形态

者不在此列。一般来说，正常人的头发大约有 10 万根，头发每天能够长 0.3~0.4 毫米，毛发的生长呈周期性，分生长期、退行期和休止期。不同毛发的生长期各不相同，如头发生长期一般为 3~7 年，最长可达 25 年，退行期为 2~4 周，休止期为 3~4 个月。在正常情况下，头发也会发生脱落，人每天可脱落头发 70~100 根，但同时也有同等量的头发生长出来。当每天脱发过多时，人的身体健康极有可能出现问题。

望头发色泽

健康人的头发稠密而润泽，表明人体肾气充盈；中老年人头发斑白或局部白发，虽是肾亏的表现，但仍是正常的衰老现象，不属于病态。

头发色泽异常表现如下。

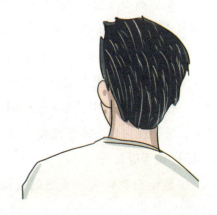

青少年白发：是肾气亏虚的病态表现，若伴有心虚症状，为劳心耗伤阴血所致。青少年头发过早发白，要检查是由遗传、精神因素引起的，还是由疾病引起的，如结核病、胃肠病、贫血、动脉粥样硬化都会引起头发变白。

短期内头发大量变白，伴烦躁易怒、面红口苦，为肝郁化热，劫伤营阴，头发失荣。

婴儿出生时即有白发，可见于白化病、斑白病及某些遗传性综合征；如果出生后不久头发即间断变白，黑白交替，为先天性禀赋不足所致。

头发黑，或不太黑，突然变为漆黑者，多提示可能有患癌症的倾向。

头发颜色枯黄，形似柴草，多为肾气不足，精血亏损或久病失养所致；发色黄且干枯，系气竭液涸所致。

头发呈黄或灰白色，常见于颞部出现成片灰色发，而后逐渐增多，医学上称之为灰发病，多由先天不足或后天失养、精血不能上荣于发所致。此外，灰发还可能与甲状腺功能失调、早衰、老年性白斑、结节性硬化症、白癜风、斑秃等有关。

少数正常黄种人的头发略带棕红色；砷、铅中毒时，头发可呈红色或红褐色。

 ## 望头发形态

头发枯萎无泽，易折断分叉，形似乱草蓬蒿，常由先天禀赋不足，或久病失养、阴虚血燥所致。

小儿头发扭结如谷穗，枯黄无泽，称为穗状发，常伴有面黄肌瘦、腹胀、大便失常等，多见于脾胃失调所致的疳积。

头发稀疏萎黄，日久不生，多由先天不足、禀赋素弱所致。

头发紧缩成束，排列形似毛笔，发端处堆有银白色或污黄色鳞屑，常见于银屑病、脂溢性湿疹等疾病。

头发干燥变脆，易断裂，特别是长发末端容易纵裂成丝，状如羽毛，多见于脆发病和毛发纵裂症。除因天气干燥、洗发过勤所致外，多由阴虚血燥所致。另外，头癣、脂溢性皮炎、甲状腺功能低下、糖尿病、结核病、维生素A缺乏症以及某些肿瘤患者，都可能出现脆裂发。

头发易折断且参差不齐，或出头皮后即断者，除见于上述各种伴有断发的疾病外，还可能见于黄癣、白癣、黑点癣等疾病。

头发从根部开始变白，变黄、焦枯，有断发现象，且顶部和两鬓部多有发生，多为肝肾阴虚，精血亏少；如果从头发末梢开始焦枯、分裂、易折断、生长变慢，则多为气血虚弱。

头发直立而干枯，多由正气衰败所致。

望脱发

出生后头发即脱落，可见于先天性秃发、先天性少毛症、早老综合征、结节性裂毛综合征等。

枕部至颞侧头发呈半环形稀疏脱落，常见于小儿，多由枕部摩擦所致；如果伴有大方额、鸡胸龟背者，多系脾肾不足。

青壮年开始秃发，始于前额两侧，渐渐向头顶延伸，头发纤细，萎软不泽，乃血热中风所致。

头发油腻如涂膏脂，或头发多屑，痒如虫行，久则前额与头顶部头发稀疏变细，成片脱落，皮红光亮，常见于青壮年男子，系血虚生风、发失所养所致，为现代医学的脂溢性脱发。

头发成片脱落且头皮平滑光亮，

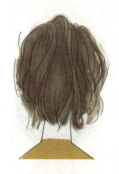

患处头皮松动，头发干枯，上粗下细，易于拔除，甚至全部脱光，连胡须、眉毛一起脱落者，医学上称之为鬼剃头，多由血虚生风所致。

头发白痂，小如豆，大如铜钱，瘙痒不痛，日久蔓延成片，发焦脱落，为癞头疮。多由风邪侵袭头皮腠理，结聚不散或传染所致。

头发瘙痒而有散在性脱发，以致头发稀疏，渐渐全脱，多由湿热内蕴或血虚风燥所致。

头皮有圆形的秃发斑，日久头皮光滑，皮塌内陷，为假性脱发。可见于扁平苔癣、局限性硬皮病、盘状红斑狼疮、秃发性毛囊炎等。

头发枯萎色黄，干燥易折断，梳理呈大片脱落，为症状性脱发。常由久病失养，产后失血过多，以及某些急性热病（如猩红热、伤寒、麻疹）致伤阴耗血、发失所养而致。

头发不正常脱落，提示体内可能

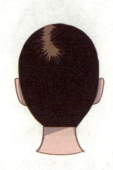

缺锌；男性前额发际脱发，提示可能患肾病；女性全发散在性脱落，提示可能患有肾炎；头颅顶部脱发，常提示可能患有结肠炎、胆囊炎；脱发并伴全身性毛发稀少，往往提示可能患有内分泌疾病。

常见头发病变

当人生病时，头发往往也会出现一些症状。一般来说，这些病变主要包括肾虚、心虚、血虚受风、血热证、疳积、精血不足、肾精亏虚等证。

肾虚引起的头发病变

肾虚的青壮年人群，因为肾气亏虚，精气不足，所以其头发往往较为稀疏且容易脱落，有的还会出现白发。同时，常常伴有头晕眼花、腰膝酸软、记忆力减退等症状。

心虚引起的头发病变

过于劳神伤血而引起心虚的青少年患者，其头发往往发白，并伴有心慌、失眠、记忆力减退等症状。

血虚受风引起的头发病变

如果患者属于血虚且又受风邪侵袭，其头发会出现斑秃，即头发成片地脱落，使头部显露圆形或椭圆形的光亮头皮；症状比较严重的患者连眉毛、胡子等身体各部位的毛发都会脱落；更有甚者，头发会全部脱落，变成秃头。

血热引起的头发病变

血热患者常常会出现头皮发痒，头皮屑增多，头发稀疏且容易脱落，并伴有身体发胖的症状。

疳积引起的头发病变

疳积是指儿童由于饮食不当或腹内有寄生虫，脾胃虚弱，从而引起的一种以消化不良、面黄肌瘦、腹部膨大为特征的病症。患有疳积的儿童，其头发往往枯黄，毫无光泽。

精气不足引起的头发病变

慢性病患者或大病后的患者，其

精气不足，气血亏虚，从而使头发颜色发黄，发质干枯，分布稀疏，容易脱落。

先天肾精亏虚引起的头发病变

有些先天肾精亏虚的儿童患者，其头发往往颜色发黄，发质较软，分布稀疏，且生长缓慢。营养不良以及心理因素等也会引起头发颜色发白或脱发。此外，中医认为，胆囊炎、结肠炎患者，其头顶部的头发容易脱落。

观发识病，主要适用于青少年和中年人，至于老年人，由于其皮脂腺萎缩，皮脂分泌减少，不足以滋润头发，因此头发变得干燥而失去光泽。这是自然衰老现象，不属于病态，老年人不必多虑。

第三节　望面部

面部又称颜面，指包括额部在内的脸面部。面部是脏腑精气上荣的部位，尤其是心之气血及心神活动外华之处。观察面部的色泽形态和神情表现，不仅可以了解神的盛衰，还可以诊察脏腑精气的盛衰与有关的病变。

望面部包括望面部色泽、望面容等内容。

异常面部色泽

急性（热）病容：面色潮红，表情烦躁或倦怠；常见于急性热病，如大叶性肺炎、疟疾等。

慢性病容：容颜憔悴，面色晦暗，目光无神，表情抑郁；见于慢性消耗性疾病，如肝硬化、肺结核、恶性肿瘤等。

二尖瓣面容：双颊紫红，口唇轻度发绀；见于风湿性心脏病二尖瓣狭窄。

贫血面容：面色苍白，唇舌色淡，表情疲惫；见于各种原因引起的贫血。

异常面容

面肿：面部浮肿，多见于水肿病，常是全身水肿的一部分。其中眼睑颜面先肿，发病较速者为阳水，多由外感风邪，肺失宣降所致；兼见面色㿠白，发病缓慢者属阴水，多由脾肾阳衰，水湿泛溢所致；兼见面唇青紫，心悸气喘，不能平卧者，多属心肾阳衰，血行瘀阻，水气凌心。

肾病面容：表现为面色苍白、浮肿，皮肤紧而干燥，眼睑浮肿，以晨起最为显著，且额部多有指压凹陷征。此面容除见于各种肾病外，也见于心力衰竭、面部血管神经性水肿、严重哮喘等患者。

腮肿：一侧或两侧腮部以耳垂为中心肿起，边缘不清，按之有柔韧感及压痛者，为痄腮。由外感温毒之邪所致，多见于儿童。若颧下、颌上、耳前发红肿起，伴有寒热、疼痛，为

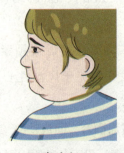

腮腺肿大

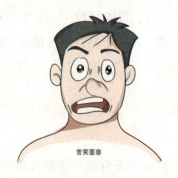

苦笑面容

颌下腺受累

发颐，或为托腮痈，由阳明热毒上攻所致。耳下腮部出现肿块，不红不热者，多为腮腺肿瘤。

面削颧耸：又称面脱，指面部肌肉消瘦，两颧高耸，眼窝、颊部凹陷。多见于慢性病的危重阶段。

口眼㖞斜：突发一侧口眼㖞斜而无半身瘫痪，患侧面肌弛缓，额纹消失，眼不能闭合，鼻唇沟变浅，口角下垂，向健侧㖞斜者，病名曰"口僻"，为风邪中络所致。口眼㖞斜兼半身不遂者，多为中风，由肝阳化风，风痰阻闭经络所致。口、眼往右边歪，麻痹在左边，反之亦然。

甲状腺功能亢进面容：患者眼裂增大，眼球突出，目光闪烁，呈惊恐貌，兴奋不安。

伤寒面容：表情淡漠，反应迟钝。见于伤寒、脑炎等高热衰弱患者。

苦笑面容：指发作时牙关紧闭，

面肌痉挛，呈苦笑状。见于破伤风。

肢端肥大症面容：指头颅增大，脸面变长，下颌增大，向前突出，眉弓与两颧隆起，唇舌肥厚，耳鼻增大。

肝病面容：指由于肝脏疾病，最常见的是肝硬化，导致患者面部皮肤色泽逐渐变暗，脸色发黑，皮肤干燥、粗糙，甚至出现"古铜色"面容；有的患者眼圈周围灰暗明显，有点像"熊猫眼"；有的患者颜面部或鼻尖部出现细小的毛细血管扩张，好像纤细的网络。

面具面容：指面部呆板，无表情，似面具样，为面部表情肌活动受抑制所致。多见于帕金森病、脑炎、脑血管病、脑萎缩等。

第四节　望五官

面部眼、耳、鼻、口、舌五官，与五脏相关联。《灵枢·五阅五使》说："鼻者肺之官也，目者肝之官也，口唇者脾之官也，舌者心之官也，耳者肾之官也。"故望五官的异常变化，可以了解脏腑的病变。望舌将另作专章论述，本节主要介绍目、耳、鼻、口、齿龈和咽喉等望诊内容。

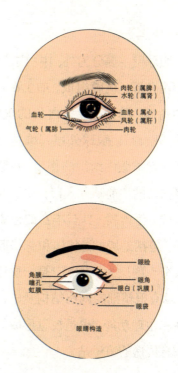

望目

中医从整体出发，认识到眼睛虽然为人的局部器官，但它与全身脏腑和经络都有着密切的关系。《黄帝内经》中说："五脏六腑之精气，皆上注于目。"我们可以通过观察眼睛的色泽、形态以及眼睛上脉络等变化来判断病位，辨别疾病性质和推测疾病预后。

人体眼睛构造

人的眼睛近似球形，位于眼眶内。正常成年人的眼睛前后径平均为24毫米，垂直径平均为23毫米。最前端突出于眶外12~14毫米，受眼睑保护。眼球包括眼球壁、眼内腔和眼内容物、神经、血管等。

◆ 眼球壁

眼球壁主要分为外、中、内三层。外层由角膜、巩膜组成。前1/6为透明的角膜，其余5/6为白色的巩膜，俗称"眼白"。眼球外层起维持眼球形状和保护眼内组织的作用。角膜是接受信息的"前哨"入口；中层又称葡萄膜、色素膜，具有丰富的色素和血管，包括虹膜、睫状体和脉络膜三个部分；内层为视网膜，是一层透明膜，具有很精细的网络结构及丰富的代谢和生理功能，也是视觉形成的神经信息传递的第一站。

◆ 眼内腔和眼内容物

眼内腔包括前房、后房和玻璃体腔。眼内容物包括房水、晶体和玻璃体，三者均透明，与角膜一起，共称为屈光介质。房水由睫状突产生，有营养角膜、晶体、玻璃体和维持眼压的作用。

晶体为富有弹性的透明体，形如双凸透镜，位于虹膜、瞳孔之后，玻璃体之前。玻璃体为透明胶质体，充满于眼球后4/5的空腔内。主要成分为水。玻璃体有回光作用，也能起支撑视网膜的作用。

◆ 神经

眼球后端连着一根较粗大的神经，称为视神经。视神经实际上由视网膜内的神经节细胞发出的纤维在视盘（视乳头）处汇集并穿出巩膜而形成，其直径约1.5毫米。视神经从视乳头起，在眶内行向后内方，经眶尖的视神经管进入颅腔内，止于视交叉处，全长约45毫米。

◆ 血管

眼动脉是一支非常重要的动脉，分布于眼球和眼副器。眼动脉在颅内发自颈内动脉，经眶尖的视神经管进入眶内，再发出很多分支，分布于眼球、眼球外肌、泪腺、眼睑及额部皮肤等处。眼动脉的一支最重要的分支是视网膜中央动脉，它在眼球后方穿入视神经内，在视神经内部行至视盘，穿出至视网膜，分成4支，即视网膜鼻侧上、下小动脉和视网膜颞侧上、下小动脉，呈"X"形分布于视网膜各部，营养视网膜内层。视网膜中央动脉阻塞时，可引起眼全盲。临床上，用眼底镜可直接观察这些小动脉的形态，进而协助对某些疾病的诊断。

中医对眼睛的认识

中医文化源远流长，两千多年前，古人就认识到眼睛是五脏六腑的缩影，眼睛的特定部位与特定的脏腑有着密切联系，并以此分属于相应脏腑。后人在此基础上创立了五轮八郭学说。

那么，什么是五轮八郭学说呢？五轮学说认为，眼睛的胞睑（眼睑）属脾；内、外两眦部（包括两眦部的皮肤、肌肉、泪点和泪阜等）属心；白睛（包括球结膜和前部巩膜）属肺；黑睛（包括角膜、前房、虹膜）属肝；瞳神（包括瞳孔、晶状体、玻璃体、视神经、视网膜、脉络膜等）属肾。人有五脏，眼有五轮，"脏有病，必现于轮"，这样就可以根据五轮的特征，较早地察觉脏腑的病变信息。

八郭学说将眼分为八个部位，分别与脏腑相对应。八郭主要分属于六腑及包络、命门，比如瞳仁为水郭，配属膀胱；黑球为风郭，配属胆；白球为天郭，配属大肠；上下眼胞为地郭，配属胃；内眦为火郭，配属小肠；内眦还为雷郭，配属命门；外眦为泽郭，配属三焦；外眦还为山郭，配属包络。

眼睛与脏腑的关系密切，五脏六腑的精气全部集中表现在眼睛上。如果五脏六腑功能失调，就会影响眼睛的正常功能，并能通过眼睛出现的异常情况来反映体内的各种病状信息。

一般来说，健康人的眼睛明亮，炯炯有神，白眼球润泽，黑眼球清亮，瞳神展缩正常，可随光线强弱而扩大或缩小，黑眼球则可以灵活自如地转动。

久病体弱或阴盛阳衰的人往往两眼无神，主要表现为目光晦暗无华，白眼球没有光泽，黑眼球浑浊，瞳神展缩失灵，眼球转动不灵活，甚至有可能患上难治的大病。

眼部望诊依据

眼部望诊是指通过观察眼睛来诊断全身疾病的方法，通过人的眼睛来判断整体与各部位的健康情况，从而诊断或预测疾病的发生和发展，提供治疗和预防的依据。

目为视觉器官，属五官之一。眼睛之所以能明视万物，辨别颜色，全依赖五脏六腑精气的滋养。脏腑、经络的功能失调，常可反映于眼部，甚至引发眼病；反之，眼部的疾病也可通过经络影响相应脏腑，引起全身性反应。

因此，通过眼部望诊，既可辨别眼睛疾病，亦可观察五脏六腑的变化，而且对某些疾病的诊断具有"见微知著"的作用。《灵枢·邪客》曰："因视目之五色，以知五脏而决死生。"说明眼部望诊与面部五色具有同等意义。

眼部望诊方法

眼部望诊的基本用具不多，操作方法也很简单，且不受时间、地点的影响，能很快推测出病症。基本工具为一个7倍左右的放大镜，一个普通的手电筒，必要的时候可以加上一个普通眼底镜。眼部望诊的方法可分自我检测和医务人员检测。

自我检测的时间最好不要选择睡醒起床后，也不要在强光下进行，而应该在普通光线下，用手把眼睑分开，对着镜子，将眼睛左右转动，这样就可以开始自我检测。

医务人员检测一般也是在自然光线下进行。如果出现异常症状，就应该用放大镜进行重点检查。需要注意的是，使用小手电筒的时候不要让光线直射患者的眼睛，因为强光对患者眼睛有很大的损伤。

眼球经络穴位划分

在望诊眼部的时候，可以通过观察双眼各区穴出现的血丝颜色（如鲜红、紫红、深红、红中带黑、红中带黄、淡黄、暗灰等）、形态（如根部粗大、曲张、怒张、延伸分岔、隆起一条、模糊成片、垂露等）的变化来诊断全身疾病。

眼部经络穴位划分如下。

两眼向前平视，经瞳孔中点作一水平线，并延伸过目内眦、目外眦，再经瞳孔中心作一垂直线，延伸过上、下眼眶。于是把眼分为4个象限，再把每个象限划分为两个相等的区，即成四个象区、八个等区。此八个等区就是八个经区。左眼属阴，阳生于阴，八区排列顺序是顺时针方向；右眼属阳，阴生于阳，八区排列顺序是逆时针方向。

各区所代表的脏腑，左右相同。一区为肺、大肠；二区为肾、膀胱；三区为上焦（包括膈肌以上的胸、背部、胸脘及其内在脏器、颈项、头面、五官和上肢）；四区为肝、胆；五区为中焦（包括膈肌以下、脐以上、上股部、腰背及其内在脏器）；六区为心、小肠；七区为脾、胃；八区为下焦（包括脐水平以下、小腹、腰骶、骼、臀、盆腔、生殖泌尿系统和下肢）。

不同眼型与人的体质特点

◆ 眼睛较大

一般大眼睛的人，其肝胆可能虚弱，比较容易受到惊吓，偶尔会感到不安，晚上可能需开灯睡觉才会觉得安心。

◆ 眼角往上翘

眼角往上翘的人在中医学上被称为"太阳型"。这里所说的"太阳型"是阳明、厥阴、太阳、少阳、少阴等六经中的分类，和体质上所说的"太阳型"有所不同。

眼角往上翘的人可能易患神经性疾病。如果这类人体内的气无法正常运行，就会导致胸口发闷，后颈也会变得僵硬，感到不适。这些症状大部分是由心火过盛引起的。

◆ 眼角往下耷拉

眼角往下耷拉，鼻子也下塌的人称为"太阴型"。太阴型的人两侧眼角往下耷，给人以非常温顺和善良的感觉。眼角往下耷的太阴型人可能会出现"太阴腹痛"症状，骶尾部可能偶尔会疼痛，有时可能会出现大便难忍的情况。腹内偶尔像充满气体一样感到饱胀，可能会感到腹部疼痛，或出现呕吐或腹泻症状。

◆ 眼睛凹陷

眼睛凹陷的人又被称为"厥阴型"。一般这类人的乳头可能会比较大，有的人左侧乳头还可能出现内陷。这类人可能会格外怕冷，只要天气稍微变冷，身体就很容易受到损伤。因为天生体寒，所以女性很容易出现不孕或自然流产等病症。这类人时常感到舌头干燥，下腹部疼痛等，其眼睛往内凹陷是脾胃不好的征象，也很容易出现肠胃疾病。

眼部局部病变

◆ 眼胞（眼睑）红肿

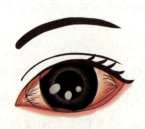

眼胞红肿多由外感风热、热毒上攻于眼所致。如由急性结膜炎、角结膜炎、泪腺炎、眼异物或过敏、眼外伤所致，或为急性充血性青光眼的眼睑表现。

◆ 结膜水肿

结膜水肿多见于急性结膜炎，尤其是过敏性结膜炎。

◆ 结膜充血

望诊可见结膜的表层血管充血，远望见红色，近看见红色丝网状。充血分睫状充血（从角膜向周边放射）、结膜充血（从周边起始）和混合性充血。角膜异物、角膜炎、虹膜睫状体炎可致睫状充血；各种结膜炎、沙眼、视疲劳、结膜异物均可致结膜充血；角结膜炎和急性青光眼可致混合性充血。

◆ 睑缘炎

睑缘炎是一种慢性炎症，一般会有刺痒、刺痛、灼烧感。有睑缘炎者，还会有睑缘充血、点状皮脂溢出，睫毛根部可见出血性溃疡及小脓包。

◆ 睑腺炎（麦粒肿）

中医称眼丹，又称偷针眼，是长在胞睑的小疖子，表现为眼睑皮肤局限性红、肿、热、痛，邻近球结膜水肿。当脓液局限积聚时，可出现黄色脓头，外麦粒肿发生在睫毛根部皮脂腺，表现在皮肤面；内麦粒肿发生在

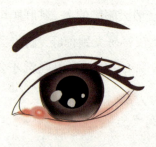

睑腺炎（麦粒肿）

睑板腺，表现在结膜面，破溃排脓后疼痛缓解，红肿消退。重者伴有耳前、颌下淋巴结大及压痛、全身畏寒、发热等。

◆ 睑板腺囊肿（霰粒肿）

中医称眼胞痰核，又名胞睑肿核，指在睑板腺排出管道阻塞和分泌物潴留的基础上形成的睑板腺慢性炎性肉芽肿。这是一种常见病，儿童和成人均可患此病。眼睑上可触及坚硬肿块，但无疼痛，表面皮肤隆起，眼睑皮下可触及一个至数个大小不等的圆形肿块，小至米粒、绿豆，大至黄豆、樱桃，表面光滑，不与皮肤粘连，边缘清晰，无触痛。翻转眼睑，可见紫红色或灰红色局限隆起。如有继发性感染，可演变为麦粒肿。

◆ 沙眼

中医称椒疮，是睑结膜发生的颗粒状病变，临床表现多为急性发病，患者眼部红肿充血，有异物摩擦样感，畏光，流泪，有较多黏液或黏液脓性分泌物；查体时可以发现睑结膜内充满滤泡。

◆ 倒睫

中医称睫毛倒入，是指睫毛向后方生长，以致触及眼球的不正常状况。生长方向异常的睫毛，尤其是倒向角膜表面生长的睫毛，不但会经常摩擦角膜上皮，引起异物感、怕光、流泪等症状，还会引起眼球充血、结膜炎、角膜上皮脱落、角膜炎、角膜血管翳、角膜溃疡、角膜白斑等，进而影响视力。

◆ 泪囊炎

中医称漏睛（眥漏）。可分为急性和慢性。急性泪囊炎一般为鼻根部泪囊区皮肤出现红、肿、热、痛的现象，甚至同侧面部肿胀，有时伴有耳前和颌下淋巴结肿大和压痛，眼部流泪，泪小点处可以伴有脓性分泌物溢出，当脓肿局限时，可以自皮肤面破溃。通常多数患者有慢性泪囊炎病史。慢性泪囊炎多表现为流泪，挤压患眼泪囊区，可以看到自泪小点涌出的大量脓性或浆液性分泌物，患眼泪道冲洗不通畅。

◆ 急性结膜炎

中医称天行赤目，多由感受四时

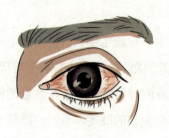

急性结膜炎

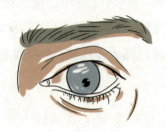

黑睛斑翳

风热毒邪所致，可见眼睑肿胀、白睛红赤流泪、眼眵稠黏。

◆ 上睑下垂

中医称睑废，多由先天发育不全、后天脾虚气弱、脉络失和所致。可见上睑肌肉无力而下垂，睁眼受限。分双侧与单侧，有先天与后天病因之不同。

◆ 翼状胬肉

中医称胬肉攀睛，多由长期风尘外袭及心肺二经积热诱发，可见胬肉从眦角隆起（睑裂斑）逐步侵入黑睛。

◆ 斜视

中医称通睛，表现为双眼视力不平衡或外伤、瘀阻等致双眼球不对称或不协调。

◆ 黑睛薄翳或白斑

中医称黑睛斑翳，是指黑睛因外伤或病变遗留云雾状薄翳或白斑，阻碍视力。

◆ 前房积血或积脓

中医称血灌瞳仁，多由外伤或病变所致，令前房瘀血或脓液积于瞳仁前下方。

◆ 白内障（成熟期）

中医称圆翳内障，多由肝肾两亏或外伤、先天或退化所致，使眼内（从瞳仁可见）晶体白色混浊，可逐渐影响视力。

◆ 急性青光眼

中医称绿风内障，多由阴虚阳亢、气血不和所致，表现为眼球胀痛、视力下降。可见患侧虹膜肿胀变形，瞳仁扩大，呈淡绿色。

◆ 眼底病所致失明

中医称黑内障，亦称青盲，多由肝肾不足、精血亏损而不能上达于目，致使视力逐渐下降甚至完全丧失，而观察瞳仁是如常黑色的。

◆ 眼癌

儿童眼癌大多是视神经母细胞瘤，成人则大多是脉络膜恶性黑色素瘤。眼癌的早期症状为视力下降、眼球胀痛，明显时可见瞳孔变白（白瞳征）、眼球变形。

眼部异常与疾病

◆ 眼睑浮肿

眼睑浮肿是全身浮肿的最早表现之一。

◆ 眼睑抽搐

眼睑抽搐又称为眼睑痉挛，是一种不明原因的、不自主的面神经支配区肌肉痉挛和抽搐，多发于中老年人。原因可能是患者近期精神紧张、压力大、熬夜、用眼频繁。

◆ 单侧眼裂缩小伴睁眼受限

单侧眼裂缩小伴睁眼受限的突发者多提示中风或面神经麻痹。

◆ 单侧上睑下垂

单侧上睑下垂可能是重症肌无力的最初表现。重症肌无力患者发病初期往往感到眼或肢体酸胀不适，或视物模糊，容易疲劳，天气炎热或月经来潮时疲乏加重。随着病情发展，骨骼肌明显疲乏无力，显著特点是肌无力于下午或傍晚劳累后加重，晨起或休息后减轻。此种现象称为"晨轻暮重"。

◆ 眼干涩

若眼干涩的同时存在长期口干，可能是干燥综合征。

◆ 眼球突出

双侧若眼球突出，而且是轻微者，可能只是重度近视；若眼球明显突出，可能是甲状腺功能亢进。眼球突出单侧，可能是球后肿物或来自脑部的压迫。

◆ 眼球凹陷

双侧眼球凹陷为重度脱水，单侧眼球凹陷多见于眶壁骨折、眼球萎缩、霍纳综合征。

◆ 眼球震颤

部分眩晕发作时，会出现眼球水

平震颤, 小脑病变亦会出现双眼震颤的情况。

◆ 斜视

双眼屈光系统差距明显时, 一侧废用而出现斜视。当颅内肿瘤病变压迫相关脑神经时, 该侧眼球会因运动调节受限而出现斜视。

◆ 眼球运动障碍

眼球运动不能或复视, 严重时出现眼外肌全部瘫痪, 眼球固定不动。先天者见于眼肌韧带发育不良。后天者见于外伤或肿瘤压迫, 使脑神经的动眼神经、滑车神经、外展神经的任何一对神经麻痹。

◆ 巩膜结节

巩膜结节多见于类风湿, 以及结节病、结核病。

◆ 虹膜肿胀伴瞳仁变形

虹膜肿胀伴瞳仁变形, 可能提示与风湿病或结核病有关的虹膜睫状体炎。

◆ 前房积脓

本病特征是起病较急, 有明显的眼部刺激症状, 角膜出现灰黄色或黄白色浸润或溃疡, 前房早期即有虹膜炎反应, 发展至严重阶段, 表现为黄白色化脓性溃疡, 常向一侧扩展。前房积脓可能提示狐惑病, 即白塞氏综合征。

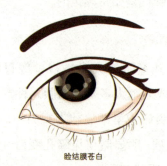

睑结膜苍白

◆ 睑结膜苍白

睑结膜苍白是贫血的观察指征之一。

◆ 巩膜黄染

巩膜黄染是黄疸的最初表现之一。

◆ 角膜 K-F 环

角膜 K-F 环是角膜与巩膜交界处呈绿褐色或暗棕色的色素环, 为肝豆状核变性的重要特征, 是铜在后弹力膜层沉积所致, 大多双眼同时出现。

◆ 瞳孔改变

双侧瞳孔缩小。双侧瞳孔缩小, 可为受服用或局部使用吗啡、氯丙嗪、巴比妥类、水合氯醛及毛果芸香碱等药物的影响，也可由有机磷类农药中毒引起。瞳孔缩小还可见于流行性乙型脑炎、交感神经麻痹等病症。如果眼睛局部发生炎症、外伤、异物刺激等情况，亦可发生双侧或单侧瞳孔缩小。

双侧瞳孔散大。急诊时，双侧瞳孔散大多见于脑血管病变，如脑卒中。全身或眼睛局部应用阿托品等扩瞳药，可出现药物性瞳孔散大。如患有青光眼、视神经炎或视网膜中央动脉阻塞等导致失明，病眼瞳孔亦会散大，且对光反应减弱或消失。

双侧瞳孔不等大。见于严重的脑肿瘤、脑疝或脑外伤等疾病，亦可见于颈动脉狭窄等。

单侧或双侧瞳孔分裂。瞳孔区内见到两个以上、大小不等、形态不一，但扩缩功能如常的瞳孔。这是与生俱来的先天异常，对视力无影响。

瞳孔畸形。若瞳孔呈垂直长轴畸形，可能有下肢动脉炎；如呈水平长轴畸形，为全身衰弱之征象；如呈斜长轴畸形，为脑出血等病变。

瞳孔偏位。瞳孔偏位除为先天异常外，多数发生在眼外伤或眼内手术后。

◆ **双侧瞳孔散大、固定、对光反射消失**

双侧瞳孔散大、固定、对光反射消失是死亡指征之一。

 # 望耳

耳部望诊依据

耳既是人体重要的信息接收站，也是人体脏腑重要的外相。耳为人体宗脉之所聚，故《灵枢·口问》说："耳者，宗脉之所聚也。"脏腑经络的病理变化可反应于耳，通过耳，可以较早地预知体内病症，因此耳是人体体表外窍中的重要器官。人体各脏器、各部位于耳部皆有集中的反应点，故耳具有预测疾病的重要意义。

耳虽为人体的一个小部分，不过占人体总面积的百分之一而已，却具

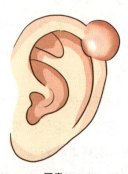

耳痔

有对全身脏器信息预报的全息作用，就是因为耳通过经络系统与内脏有着紧密联系。事实上，耳下确有丰富的血管神经，与脑及人体其他各部组织皆有千丝万缕的联系。因此，耳是人体的一个重要"气象预报站"。

望耳郭

◆ 望耳郭形态

中医典籍中早有记载，通过观察人耳的形态，可以判断肾的强弱以及气血盛衰。而气血盛衰的状况又直接影响着人体寿夭，说明望耳相对寿夭有着一定的预测意义。

耳郭肿大，为邪气实的征兆，多属少阳相火上攻。

耳前、耳后皆见肿胀者，为阳明中风之征。

耳部长出肿块，其形状如樱桃者，称为"耳痔"。

耳郭瘦削，多提示正气虚弱。其中，耳轮焦干者，多为肾精亏损、肾阴不足或下消（消渴的一种）所致，或为阴津耗伤的表现；耳轮瘦干、萎缩而色暗红，主正气虚极，多为肾精亏虚或肾阴耗竭的表现。

耳轮皮肤粗糙，如同鳞状，并呈褐色改变，多主久病血瘀，亦主肠痈之疾。

耳轮皮肤焦枯，如受尘垢污染，且耳间青脉显现者，多为挈痛所致。

耳郭络脉显现充盈，多为气滞血瘀所致，多见于各种痛证。

耳垂长，耳郭亦长（约8厘米），为长寿之征兆。

耳垂厚而宽大，且体形肥胖者，有患脑出血的可能。

双侧耳轮呈部分性肥厚者，为罹患冠心病之先兆。

耳郭肥软者，为五行湿盛之征兆，这类人易患风湿多痰或心脏病。

耳垂发生弯曲改变者，多为心脏衰弱之人。

耳薄而肮脏，毫无生气表现者，提示体质虚弱，疲乏无力。

耳垂瘦薄，甚至连毛细血管都能看得非常清楚者，常见于突眼性甲状腺肿大和呼吸系统疾病。

耳垂瘦薄，呈咖啡色者，提示易患肾病、糖尿病等。耳薄而小者，为形亏之故，多属肾气亏虚，故有"耳薄者肾脆"之说。

全耳萎缩者，可能为肾气衰竭之症。

耳轮和耳垂均明显萎缩、枯黑、干瘪、卷曲者，见于各种恶性肿瘤晚期、肝性昏迷、肾衰竭、心力衰竭、弥散性血管内凝血、脑出血等危重症患者弥留之际。

耳背于乳突处糜烂，或生于耳后缝间，延及耳垂下方，如刀裂之状，色红，时流黄水，称为"旋耳疮"。乃肝胆湿热所致，亦可作为小儿蛔虫病的诊断依据之一。

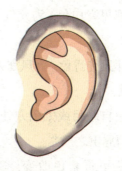

◆ 望耳郭色泽

健康人的耳郭颜色微黄而红润，患者的耳郭则枯燥而不润泽。

（1）红色

耳郭色红，提示气血充盛，主热证；又主内外皆热；又主热积惊痰、潮热、谵语或惊啼；又主脾胃实热。

耳郭色鲜红，为发热；红而肿痛，为上焦风热或肝胆火盛，或湿热火毒上攻。

耳郭淡红，多属脾肾两虚；耳背见红络，且伴耳根部发凉者，乃麻疹之先兆；耳色暗红，为邪毒久留、气滞血瘀之征。

冬天，耳轮呈紫红色或青紫且湿烂者，为冻疮之征。

（2）黄色

耳郭色黄显著，提示脾虚湿盛，或兼有风邪、热邪。

耳郭黄中见赤，为热证、风证或湿热证。

耳郭色深黄，如橘皮色，兼面黄、目黄者，是黄疸之征。

耳郭颜色淡黄，主湿邪阻滞中焦。

耳郭色微黄，主睡中惊厥、磨牙，亦说明其病即将痊愈。

耳轮色黄，称为"黄耳"，且伴耳中掣痛者，为伤寒之征兆。

耳郭之色，均宜略带淡黄，此为胃气尚存之征兆。

（3）青色

耳郭色青者，提示气血运行不畅或风气壅盛，多为痛证、寒证或惊风。

耳郭色青发黑者，多见于久病有瘀血或剧痛者。

耳郭见青色，多为惊邪入胃之征兆。

耳郭见青白色，为元气不足、虚寒之征兆。

耳郭见纯青色，为风寒入腹致掣痛之征兆。

青色自眼目或太阳穴处入耳者，多为病情危重之征兆。

耳色呈青紫色改变，多为热邪所致；轻则发热夜啼，重则惊风抽搐不止。

小儿耳根部呈青暗色表现，提示体弱多病。

（4）白色

耳郭色白者，多为气血不足、肾气虚弱和血脱之征兆，多为虚寒证，常由感受风寒或寒邪直中所致。

耳郭色苍白无光，多为肾气衰败之征兆，常见于病情垂危患者。

耳郭色淡白，多为气虚之征兆；耳郭厚而色白者，为气虚有痰之征兆；耳郭薄而色白者，为气虚有火之征兆；垂危患者见耳薄而色白，多为肾气虚败所致。

用手揉搓耳垂后，仍见苍白无血色者，多为血液循环欠佳或贫血之征兆。

（5）褐色

耳轮色浅褐，多见于慢性病愈合期。如胃溃疡愈合时，出现在胃穴有浅褐色变化。

耳轮色深褐，多见于各种肿瘤。如肿瘤特异区呈深褐色污秽枯焦，提示可能患肿瘤。

耳轮中间白、边缘红，多见于慢性病急性发作。如慢性阑尾炎急性发作者，阑尾穴可呈现中间白、边缘红。如胃溃疡者，胃穴区可出现点状白色边缘红晕。

望耳朵隆起

耳郭呈片状、条索状、结节状等凸起，小如芝麻，大如黄豆，凸出于皮肤表面，若3个结节状硬结连在一起，为串珠状，提示罹患慢性病变，并以慢性器质性病变为主，常见于内脏肿大、慢性炎症、骨质增生、肿瘤等病变。

点状隆起，见于气管炎等。

如为慢性支气管炎，肺穴区呈米粒大小的白色隆起，边缘清晰。

条索状隆起，多见于痔疮、便秘、偏头痛、手术后留下的瘢痕等。

如坐骨神经痛，坐骨神经穴区可有褐色粗条索。胃癌术后，胃穴区有白色条索状瘢痕。肺癌切除术后，肺、胸穴区可有条索状瘢痕；子宫全切除术后，三角窝可有一红色条索。

结节状隆起，多见于颈椎及腰椎骨质增生。若软骨呈结节状隆起，无移动，边缘不清，色污秽，则要警惕肿瘤，需多观察。

如为颈椎病，颈椎区可呈结节状隆起。如为骨质增生，颈椎至腰骶椎穴区可呈串珠样改变。

片状隆起，多见于肠功能紊乱、腰肌劳损，也见于头痛。

如为偏头痛，额、颞穴区可呈片状隆起。如为慢性肝炎，肝区呈片状隆起，色暗。如为肝癌，肝穴区呈片状隆起，色暗，肿瘤特异区有色素沉着且污秽。

望耳朵凹陷

耳朵凹陷可分为点状、线状、片状凹陷，提示陈旧性病变、慢性器质性病变，亦可见于手术摘除术后瘢痕的痕迹反应。

点状凹陷，多见于缺齿、口腔溃疡、散光。

十二指肠球部溃疡（活动期）者，十二指肠穴区有一米粒大小，呈红色的凹陷。十二指肠球部溃疡（愈合期）者，十二指肠穴区有一米粒大小，呈浅褐色的凹陷。胃溃疡（愈合期）者，胃穴区有绿豆大，呈暗褐色的凹陷，边缘清晰。

线状凹陷，线状凹陷是一种可以在耳郭的不同部位见到皮肤皱褶改变，在某些部位具有较典型意义的凹陷改变，多见于脑供血不足、冠心病、手术后瘢痕、缺齿等。

片状凹陷，多见于头晕、胃溃疡。

水波纹改变是一种在少数部位发生的皮肤改变。

耳尖区水波纹皱褶，为神经衰弱患者一种较为典型的耳郭形态改变。典型者可在耳郭见一圆环形水波纹，并可在耳垂部触摸到一个或数个大小不同且因人而异的硬结。除神经衰弱患者有水波纹样形态改变外，其他疾病者在耳郭的其他区域也都可以有水波纹样形态改变。

望耳郭肿痛

中医理论认为，耳郭肿痛有因肝胆风火而致者，有因愤怒或抑郁而致者，有因肾阳虚而致者，有因肾水衰而火邪上攻者。

因肝胆风火而致者，患者两耳红肿疼痛。无论天寒或天热，总是口苦咽干的人，就属于这种情况。

因愤怒或抑郁而致者，由于愤怒伤肝或抑郁之气结而不散，患者两耳红肿，两胁胀痛。

因肾阳虚而致者，由于肾阳虚衰，不能镇纳僭上之阴气，患者两耳虽肿，皮色还是正常，痛状轻微，唇舌色淡，人没有精神。

因肾水虚而邪火上攻者，患者两耳肿痛、腰胀、口多渴、心多烦、阳物易挺。另有一种病因是，内伤日久，元阳久虚，而五脏六腑的元气将耗尽，先天一点真火即暴浮于上，欲从两耳脱出；有的两耳红肿疼痛，有的耳心痒得很难受，有的伴有身痒难耐。患者唇舌或青，或黑，或黄，或白，或芒刺满口，或舌苔燥极，总不思茶水，口也不渴，渴也只喜欢喝滚热的水，大小便正常；有的人甚至指甲青黑，气喘促，或伴有股痛。出现这种情况，不能拖延病情，要及时诊治，否则会断送性命。

望耳垂皱褶

耳垂皱褶也叫"冠心沟"，耳穴的这一形态特征，可作为中医诊断冠心病的依据。从临床研究来看，耳垂皱褶提示全身小动脉病变，包括心脏冠状动脉硬化、微循环障碍等。当人

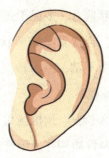

耳垂皱褶

体发生动脉硬化时，耳垂和心肌同样发生微循环障碍，导致局部皮下结缔组织中胶原纤维断裂，耳垂表面便出现皱褶。心血管造影检查提示，耳垂皱褶的深浅与冠状动脉的损害程度密切相关。

因此，中老年人不妨对着镜子自查一下，如果存在上述耳穴体征，应及时去医院，进行心脏听诊、血压、心电图、血脂指标等检查，以期早发现、早治疗。

望耳部丘疹

丘疹是指耳穴病变部位出现高于皮肤的疹子，有白色丘疹、红色丘疹、水痘样丘疹和暗灰色丘疹（形似鸡皮疙瘩）之分。

◆ 白色丘疹

白色丘疹多见于皮肤病与过敏性疾病等慢性病，也多见于慢性器质

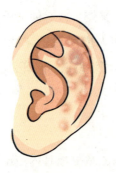

性疾病，如肺结核、各种结石等。

◆ 红色丘疹

红色丘疹多见于气管炎与肺炎等急性病，常见于急性炎症病变，如急性肠炎等。如为支气管哮喘（发作期），肺穴区有密集成群的丘疹，色红，大肠穴区充血。

◆ 水疱样丘疹及暗灰色丘疹

水疱样丘疹及暗灰色丘疹多见于慢性功能性或器质性病变，如慢性咽炎、多梦、月经不调、心脏神经束支传导阻滞等。

望耳朵脱屑

脱屑反应，指耳穴部位出现脱屑改变，多为白色糠皮样或鳞屑样，不易擦去。脱屑反应约占阳性反应物出现率的10%，见于各种皮肤病、更年期综合征、便秘等，一般出现在耳穴

肺区及疾病所对应的耳穴部位。

如果三角窝内生殖器区呈脂溢性脱屑，多见于子宫内膜炎、盆腔炎、功能性子宫出血等。如果大肠、小肠穴区呈脂溢性脱屑，多见于慢性肠炎、结肠炎等消化吸收功能障碍和便秘等病症。全耳郭均见脱屑的，常见于银屑病、脂溢性皮炎等疾病。其相应部位出现鳞片状脱屑的，多见于鱼鳞病。

望耳道

从物理性状来看，耳屎通常为呈淡黄色、蜡样、干片状物质，味苦，不溶于水、酒精或乙醚。从化学分析来看，耳屎内含有油、硬脂、脂肪酸、蛋白质和黄色素，还有0.1%的水以及少许白垩和钾、钠等元素。

经实验研究证实，耳屎中的化学成分能抑制多种细菌的生长、繁殖。耳屎和细毛不仅能吸附进入耳道的灰尘和微生物，保持耳道清洁，而且能使耳道空腔稍稍变窄，对传入的声波起到滤波和缓冲作用，使鼓膜免于被高分贝的声者所震伤。

由此可见，正常的耳屎不是废物，对保护听觉器官还是有一定作用的。

◆ 耳垢增多

耳朵经常痒，耳垢明显增多，如果有糖尿病家族史的人出现这些情况，就要警惕是否被糖尿病"缠上"了。

糖尿病患者由于耵聍腺及皮脂腺分泌旺盛而容易形成较多耳垢，从临床来看，耳垢形成的数量常与病情的严重程度成正比。有实验研究表明，健康人的耳垢中不含葡萄糖或含量甚微，而糖尿病患者耳垢中葡萄糖的含量高达 0.1 微克。因此，有糖尿病家族史、肥胖、腹部大、腿细的人，出现耳朵不适后要考虑是否由糖尿病所致，应及早去医院做相关检测。

◆ 耳内瘙痒

正常时，耳道内不痛不痒，少许耵聍分泌物随人体活动自然脱落出来。但有时，其内部也会出现异常征象，如有的人经常感到耳内瘙痒。耳内瘙痒可能提示感染上了外耳道微菌病，应及早去医院，而不要用火柴棒、牙签等挠痒，以防造成外耳道外伤，并发外耳道炎与外耳道疖等症。

◆ 湿性耳垢

耳垢系指外耳道耵聍腺分泌的液体干结后的物质。耳垢通常有两种，一种又湿又厚，另一种又干又薄。湿性耳垢即人们所说的"油耳"，"油耳"又名湿性耵聍、湿耳朵、软耵聍、油状耵聍等。

◆ 耳道流脓

耳内流脓是指耳内流出脓液，其色或黄或青，其质或稠或稀。对本症的记载，首见于《诸病源候论》，书中称之为"聍耳"。

耳道流脓可见于外耳道疖肿或慢性中耳炎。外耳道疖肿，常因掏耳或外耳道炎未愈而引起；也可因洗澡或游泳，耳道内进水后使表皮软化，细菌乘虚而入，引起感染；肾炎、糖尿病、慢性便秘者也易罹患此病。慢性中耳炎系耳科最常见的疾病之一，多因急性化脓性中耳炎治疗不及时、不彻底或鼻咽部及邻近器官炎症反复发作所致。其特点是，长期或间接性流脓、鼓膜穿孔或耳聋。预防外耳道疾病，平时就要养成良好的生活与卫生习惯，如禁止掏挖耳朵，外耳道要保持干燥、洁净等。

◆ 耳漏

正常情况下，外耳道内除了一些上皮脱落和少许干性耵聍外，多数人

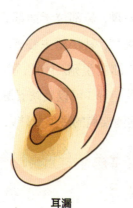

耳漏

的外耳道总是干净的。外耳道内不断有异常液体积聚或流出，医学上称为耳漏。耳漏可来自外耳道、中耳以及中耳周围组织的不同部位。

耳漏是慢性化脓性中耳炎最常见的症状，耳漏的性质可分为水样或黏稠恶臭样。有的患者呈持续性耳漏，有的患者偶尔有耳漏。重听也是重要症状，一般若骨传导正常（指内耳听觉功能良好），仅20~30分贝的传导性听力障碍患者能适应社会生活。

◆ 耵聍栓塞

正常情况下，外耳道表面附有一层薄耵聍，可自行脱落排出。但有的人耵聍分泌过多，或因外耳道皮肤有慢性炎症、外耳道狭窄或畸形等，耵聍不易排出，则耵聍会与进入外耳道内的灰尘等物混合成团块，阻塞外耳道，称为"耵聍栓塞"。耵聍栓塞的症状有耳闷、耳鸣等。

◆ 耳道堵塞

耳道堵塞，即耳朵有憋闷和堵塞的感觉。这一症状与某些疾病有着一定的关系。例如，当人感冒的时候，如果病菌侵犯了耳的相关部位，耳道就会被堵塞。中耳炎也会造成耳道堵塞。此外，耵聍积聚，堵塞耳道，听力就会受到影响。一旦耳道内进水，耵聍就会发生膨胀，紧紧压迫耳道，造成疼痛。

◆ 耳屎阻塞

耳屎有保护外耳道皮肤、黏膜及黏附灰尘、小虫等异物的作用。但小儿耳屎分泌过多时，要引起家长的重视。当外耳道被大量耳屎阻塞时，小儿正常的听力水平会下降。值得注意的是，给婴儿挖耳屎很危险，轻则把其外耳道皮肤刮破，重则造成其骨膜穿孔。必要的话，最好去医院，请医生用专用器械将小儿的耳屎去除。

◆ 耳朵流血

耳朵流血，即耳窍出血。金元时期李东垣云："耳中无故出血，名曰耳衄。乃肝肾相火上逆，迫血而衄。"耳衄又有虚实之分。

耳朵流血均为火旺上扰，迫血妄行所致，但肝火上逆所致的耳朵流血为实火，阴虚火旺所致的耳朵流血为虚火，两者的区别在于症状发作的紧急程度、耳窍局部肿痛与否、出血量多少以及全身表现等。

◆ 耳内长肉

耳内长肉是指耳窍内有小肉突出，形如樱桃，或如小蘑菇，或如枣核，头大蒂小。因其形状不一，故又有"耳痔""耳草"等名称。耳内长肉，以肝胆热毒为多，治疗宜从肝、胆入手，然而脾肾两虚或气滞血瘀者亦有之。

 ## 望鼻

鼻部望诊依据

鼻诊是中医望诊的重要组成部分，指通过观察鼻的色泽、形态变化，以及呼吸时的动态改变来诊断疾病。鼻部望诊可以分病性、辨病位、测病势、断预后。鼻为肺之窍，是呼吸门户。五脏之气，均达于鼻。

根据中医学"内外合一，中以候中"的原理，鼻部位于面部正中，集五脏之精气，其根部主心肺，周围候六腑，下部应生殖。因此，鼻部明堂及四周的色泽，可以反映五脏六腑的变化，预测疾病的进展及转归。

鼻子颜色可以反映健康状况

中医学认为，鼻与肺、脾、胆、肾、心等脏腑都有密切的生理和病理关系。所以，望面诊病时，观察鼻部周围颜色的变化是一个重要环节。要想诊断准确，首先必须明确鼻部不同穴位与身体的对应关系。

肺对应于两眉内侧端连线之中点。肺主鼻，鼻为肺之窍、肺之官；肺气上接气道，通于鼻，构成肺系，肺气充满，则能与鼻共同司呼吸，助发音，知香臭；肺是否有病，可以在鼻部反映出来。

脾对应于鼻准头上缘正中线上。鼻为血脉聚集之处，而脾的统血、生血功能可以影响鼻的生理功能，其完成需靠脾气的升清功能来协助。脾不健康，则九窍不利。

胆对应于目内眦之下，肝穴外侧。胆经之气上通于脑，下通于鼻，

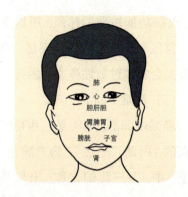

胆热移脑则可影响鼻，发生鼻渊。

　　肾对应于两外耳道口连线与鼻中线的交叉点。鼻司呼吸，依靠肾气协助，其中肺主呼出，而肾主纳入。肾不纳气，则可引发哮喘；肾气不足或肾阳虚弱，则鼻易为风寒所袭，可表现为多嚏。

　　心对应于两目内眦连线之中点。鼻主嗅觉，需要心经的协助。心主脉，鼻为血脉聚集之处，心健康与否，可以通过鼻来判断。肝对应于鼻梁最高点之下方，两颧连线与鼻正中线的交叉点，心穴与脾穴连线之中点。如果肝出现问题，这一位置会有所反应。

健康鼻部的形态和颜色

　　鼻位于面部中央，向前隆起呈长锥体形，对构成容貌起重要作用。在形态上，鼻个体差异较大，因种族不同，也会有很大的差异。

　　鼻子的形态主要由外鼻决定，外鼻呈长锥体形，分为鼻根、鼻梁和鼻尖三个部分。鼻根部由两块鼻骨和上颌骨鼻突构成；鼻梁部位于鼻根部和鼻尖部中间，由两块鼻软骨构成；鼻尖部主要由两块鼻翼软骨构成。正常人的鼻子大小适中，鼻梁直，外观漂亮，呈隐隐的红黄色，较明润。

　　中医学根据鼻子的形态来判断一个人的身体健康状况。一般来说，只要鼻子的外形端正，没有异常颜色，没有明显畸形，都是正常、健康的表现。

◆ 鼻部异常与疾病

　　鼻外形受遗传因素的影响而各具形态。或高或低，或圆或扁，只要和面部协调搭配，均不应视为病态。不过，从鼻形的一些异常，可以诊断某些疾病的存在。

　　（1）鼻子较大

　　鼻子具有吸气、呼气，以及促进体内气息循环的作用。鼻子较大说明"气"的循环作用非常好。所以，大鼻子的人最好能通过户外活动，或者与许多人沟通交流等方式，消耗体内过多的"气"。

　　（2）鼻子塌且较短

　　中医学认为，鼻梁较低，且长度

较短的鼻子是长得不好的鼻子。

鼻子长得不好的男性，在年轻或身体健康时并不会出现任何症状，如果由于过度疲劳而引发疾病，导致体力下降，则鼻子的这个缺陷会逐渐暴露出来，形成明显的塌鼻、短鼻。

（3）鼻子歪斜

从中医学角度看，鼻子歪斜是脊椎歪斜的表现。鼻子和脊椎之间也是密切相关的。鼻子歪斜的原因多是体寒。肚脐下方的生殖器受寒，寒气向上蔓延，也会使脊椎变得歪斜，所以鼻子也逐渐变得歪斜。这类人的特征是，容易同时出现多种并发症状。

（4）鹰钩鼻

鹰钩鼻的人多半被认为是"少阴型"人。

"少阴型"的人原本属于下腹冰

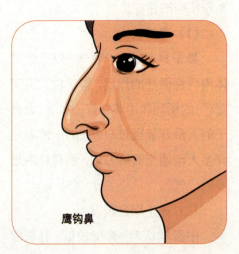

鹰钩鼻

冷、大肠功能较弱的体质，所以下腹部经常胀气，而且会感到不适。也有许多人会受到过敏性鼻炎的困扰。

（5）鼻梁中间高

鼻梁中间高，可能是三焦郁结所引起的。所谓"三焦"，为六腑之一。是上、中、下三焦的合称。上焦具有疏散下焦分泌出来的津液的作用，有助于增强心肺功能；如果此处被堵塞，则会产生肺结核等疾病。心脏也会"怦怦"直跳，或者出现胸痛。中焦有助于增强消化功能，如果此处循环不畅，很容易引发消化不良、十二指肠溃疡等疾病。下焦是分泌津液的地方，所以下焦循环不畅的人很容易受到便秘的困扰，小便也会出现异常；女性还容易出现月经不调、痛经等症。

（6）鼻孔朝外

从健康的角度看，鼻孔朝外的人，膀胱功能可能不太好，或许会出现多种病症。这类人从小时候开始，小便就容易出现异常，如夜尿多、尿频、尿急等。随着年龄的增长，膀胱也会出现许多不适症状。

（7）蛙状鼻

指鼻腔完全堵塞，变形，鼻梁宽平，如青蛙，多见于鼻息肉患者。

（8）马鞍鼻

这是鼻子的特殊形态改变，主要由鼻中隔塌陷造成。多见于鼻面部外伤，鼻骨骨折所致的畸形。如果当时进行整复，使塌陷的鼻骨支撑起来，即能恢复。另外，也有的人因为梅毒破坏了鼻中隔，而使鼻外形变成马鞍鼻。

（9）鼻肿大

中医学认为，鼻肿大多由邪气太盛所致，现代医学多见于鼻黏膜充血等。近年来，医学研究发现，鼻子的形状与癌症也存在相关性。脑瘤和一些腺癌患者可能会出现鼻子扁而平；一些肝癌和乳癌患者的鼻子可能肥而大。

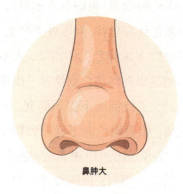

鼻肿大

（10）鼻梁上有痣

鼻梁上长痣，可能提示脾胃不太好，容易出现消化不良、腹泻、经常呃逆等症状。

（11）鼻内外生出小颗粒

鼻内外生出很小的颗粒，有麻感或痒感。中医学认为，这是肺经风热的表现。由肺经风热引发的鼻部病症主要表现为鼻渊。鼻渊是以鼻流浊涕，如泉下渗，量多不止为主要特征的鼻病。

现代医学认为，本病是鼻窦黏膜的慢性炎症，最多见于感冒、急性鼻炎之后。

◆ 鼻部颜色与身体健康状况

色诊属中医望诊的范畴，是指通过观察颜面五官气色变化来了解病情的诊断方法。而鼻部是人体面部的重要器官之一，也是全息现象最完整、最明显的代表部位之一。

鼻部色诊，即根据鼻部不同部位的色泽变化来诊断疾病。鼻部的颜色变化通常为红色、黄色、白色、青色、黑色、蓝色和棕色等。根据中医鼻诊理论，不同的颜色即反映不同的病症。

（1）鼻头发红

一些人的鼻头是红色的，这是肺脾积热的反应。如果鼻头出现紫红色，并可以见到毛细血管网，那就是得了"酒渣鼻"。这种疾病与细菌及毛囊虫感染、长期饮酒、喜欢吃辛辣食物、高温或寒冷刺激、胃肠道功能失调、内分泌功能障碍等多种因素综合作用有关。

（2）鼻翼红肿

有些女性的鼻翼为红色，可能是闭经，需要看医生才行；如果孩子鼻柱又红又紫，则比较容易患疖肿脓血病；如果鼻部毛细血管扩张、充血，还布满血丝，就是肝硬化的表现，要加以重视；如果鼻孔外边缘呈红色，是肠内有病的表现，多数为肠内有寄生虫。

（3）鼻头发黄

鼻头显黄色，说明身体内有湿热，而且胸中有寒气，小便不通畅；鼻头色黄、干燥枯槁的人，则是脾火津液干枯，说明脾脏病变已经非常严重。

（4）鼻子苍白

鼻子经常苍白，很多时候是因为贫血，而致气虚血少。孩子出现这种情况，可能是脾虚泄泻，乳食不化，父母要多注意；如果鼻头色白如枯骨，说明肺有问题，属于严重症状。

（5）鼻头发青

鼻头颜色发青，可能是腹部痛得厉害；如果鼻尖青黄色，可能患了淋病，一定要注意；如果孩子鼻部青

黑，说明病情较重，或者会有寒性剧烈疼痛，要注意孩子的反应，采取相应措施，尽量减轻孩子的疼痛；如果鼻部青黄，面色晦暗，大多提示有肝病。

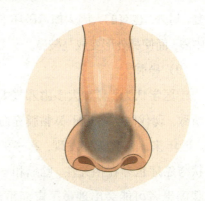

（6）鼻子发黑

如果没有太阳晒黑等因素而鼻子突然变得很黑，可能是胃出问题了。如果黑色还在延伸，问题就更严重了。当黑色向下延伸到人中沟处，大多数提示阴茎睾丸疼痛；女性鼻子出现黑色的话，多数情况下提示膀胱、子宫有病痛，如果黑色向下延伸到整个人中沟，说明患伤中、淋露等病症；女性产后鼻现黑气，是肺败胃绝的危险征象。出现这种情况，要及时去医院治疗，以免后患。

（7）鼻色枯槁

如果鼻头色彩明亮和鼻色明润，说明处于健康状态或者疾病快要好

了；如果鼻色枯槁，可能提示患严重疾病。出现这种状况时，最好去医院检查。

（8）鼻尖色蓝

鼻尖部呈紫蓝色者，为患心脏病之征。此外，国外学者发现，鼻子带有蓝色、棕色或黑色，提示脾脏和胰腺病变。

（9）山根色诊

山根，又称下极，位于鼻根部，两目内眦之间。根据《黄帝内经》"中以候中"的原理，山根部位正好候心，山根的色泽变化最能反映心气的存亡。很多心脏病患者的山根部均显现白色，心阳虚时尤甚；心血瘀阻时，山根轻则现青色，重则现紫暗。在儿科临床诊察中，山根色诊尤为重要。如小儿山根青灰提示心阳不足；山根色青可能提示发生惊风等。总之，山根色诊对临床诊察疾病极有价值，应加以研究并大力发展。

望口唇

口唇望诊依据

口唇与脾关系密切，中医学典籍记载："口唇者，脾之官也。"可见口唇与脾的密切关系。俗话说"病从口入"，口腔是疾病进入人体的门户。摄入不洁食物可引起各种传染病。此外，糖尿病、高血压、肥胖和贫血等，都是由饮食不合理造成的。

唇诊，是指通过观察唇所分属各部位的色泽，以及唇的形态变化，判断相应脏腑的生理、病理变化以及疾病的方法。如《素问·金匮真言论》曰："脾开窍于口。"说明唇与脾的密切关系。

其实，唇与大肠、肝、督脉等部位的关系也极为密切，如《灵枢·经脉》记载："大肠手阳明之脉……还出挟口，交人中。"还有任脉、冲脉、肾脉等，其循行路线与口唇相近，说明唇与脏腑的关系很密切。所以，唇可以反映脏腑的精气状况，观唇能预知疾病变化。

唇色与疾病

◆ 口唇白色

嘴唇呈白色，多为气衰血少所致，一旦血液循环变弱，便会导致四肢冰冷发紫；若加上营养不良、起居无常，则非常容易发生贫血。总体来看，多有贫血的可能。

◆ 口唇红色

唇色红润，燥湿适度，乃肠胃健康之相。如果出现以下颜色，则多属不正常。唇色淡红，多属营养不良造成的气血两虚；唇色深红，常见于发热；唇色干红，多由血热所致；唇深红无泽，唇内赤白肉际处隐现紫赤，为液燥血热的表现，同时伴热气上冲、眩晕、烦躁，或兼失血之征象。

唇色红如血染，两唇闭口合缝处隐约可见烟熏之色，同时伴有喉痛、齿痛、心烦、便秘、小便短赤等，乃三焦热炽之象。

唇外侧红如血染，内侧反而淡白无华，且环唇白肉多现青黄之色，为脾寒胃冷之故。唇色如胭脂之红，其色鲜艳甚于常人。凡见此唇色，验其大便，必有蛔虫卵。唇内呈红赤色或紫绛色，则多为肝火旺所致。若唇色火红如赤，并见发热症状，则多提示体内心火旺，呼吸道有炎症。上唇颜色焦枯，即发焦或暗红，提示大肠有病变。

◆ 口唇青色

唇色发青，可能是因为血液循环不通畅形成的血管栓塞、中风等。唇色青紫，医学称之为紫绀，这是机体

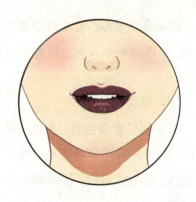

缺氧或药物中毒的征象，常伴有面色暗红或淡青、胸闷不舒或时有刺痛、心慌气短、舌有瘀斑和瘀点等症状。

◆ 口唇黑色

唇色暗黑，多提示消化系统有病变，可能出现的病症有食欲不振、便秘、腹泻、下腹胀痛、头痛、失眠等；如果黑色中有斑块，则可能提示肾上腺皮质功能减退。唇色紫黑如猪肝，多是瘀血攻心之象。一般情况下，产妇血晕、剧烈心绞痛时，多呈现此唇色。

唇色乌黑且皮厚，乃瘀热壅于上焦，肺气失其清肃之功能，心阳失其宣化所致。多见于老年人，同时伴有心悸气喘、下肢肿胀、行动困难等症状。

◆ 口唇黄色

唇色发黄，乃饮食内伤，兼湿热郁于肝脾之故。此症主因脾虚，中运不强，易伤于饮食，土弱木壅，湿热

亦因之而生。此唇色者多同时伴有精神疲倦、四肢冰冷、头晕等症状。

若双唇变黄而燥，则提示脾脏分泌工作有碍，会削弱免疫系统的抵抗力与辅助造血功能，使人很容易受感染。唇内呈黄色，提示肝炎；唇色暗浊，则提示肝胆功能不佳。

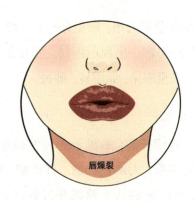
唇燥裂

◆ 口唇蓝色

一般唇色发蓝的情况比较少见。不过，偶尔骤然感染时邪病毒时，外唇也会呈现浅蓝色，唇皮燥裂，乃火毒炽甚之象，多提示疾病。若唇上偶现浅蓝色，也可见卒中。

◆ 上下唇异色

上唇属胃，上唇白肉和人中属肾，上唇左右两角属胃和大肠；下唇属脾，下唇白肉凹处属脾和肝胆，下唇两角属膀胱和小肠。上唇深红，下唇淡白，上唇深红为胃中伏热不解所致，下唇淡白系脾寒，血不充于下唇之象。上唇红而鲜明，下唇深红，上唇淡白，乃胃冷脾热之象。

🫘 望诊唇形与疾病

唇有上、下两片，离则口开，合则口闭，唇的形态与口的形态是紧紧联系在一起的。因此，这里所讲的唇的形态，绝大部分是口的形态。

◆ 唇燥裂

口唇干燥裂开，表面粘着一些零碎的小皮屑，甚至裂口较深而渗出血液，是燥热津亏所致，患热病后往往会出现这种情况，有些人不耐秋冬的干燥天气也会这样。

◆ 唇红肿

口唇的大部分或局部红肿，肿起最高的地方生有小疮，初起似豆，其后大如蚕茧，坚硬而疼痛，甚至发热恶寒，一般称作"唇痈"。如果肿处在口角，形如粟米，色紫坚硬，又痛又痒，称"锁口疔"。这些病都是由邪毒壅结所致，需尽快治疗。

◆ 唇生疱疹

唇的某些部位生有小疮，如米

粒或高粱米大小，聚集在一起，称为"唇部疱疹"。出现疱疹时，可考虑患上呼吸道感染，如感冒、肺炎。

◆ 唇裂

唇部开裂，多见于先天性畸形，也称唇裂，大都在口唇，有单侧，也有双侧，轻的从上腭部开裂到口唇，严重的甚至开裂连及鼻孔。

◆ 下唇内面有颗粒

下唇内面黏膜上有细小颗粒，呈半透明凸起，是蛔虫病之征象。

◆ 唇翻

上唇向上翻，人中沟平且饱满，多见于脾阳已绝的病症。

◆ 下唇有肿块

下唇红，唇外缘有凹凸不平的肿块，基底坚实，容易出血，其后表面破溃糜烂，有臭味，这样的情况可能提示唇癌。

◆ 口唇歪斜

口唇歪斜，张口时特别明显，或与舌歪并见，也常见口角流涎而不能自禁。这是面瘫或中风之征象。

◆ 口张不闭

口张不闭，两目瞪圆，双手舒展，呈惊恐之象，乃大惊卒恐所致。张口呼吸，气之出入既短又频，即所谓"短气"，是肺气衰和肺痿的征象。如果开口不闭，只见气呼出、不见气吸入，出气多、入气少，为肺绝险恶之征象。

另外，口中生疮、癫痫、中风脱证、痉病也有口开不闭的现象。如果神志不清，口开作圆形，即所谓"口如鱼嘴"，气出多而返少，也是非常险恶的，被认为是死症。

◆ 口闭不开

口闭不开就是口噤，凡癫痫、痉病、中风的闭证、妇人子痫、破伤风、急惊风等症，都可能出现口噤不开。此外，风寒乘袭或热极津伤，也可因筋脉拘急而出现口噤不开。口噤不开与口张不闭都是病症严重的征象。但是单凭一个征象难以断定是什么病症，要与问诊合参。

◆ 口撮

口唇收缩变窄、变小，不能开口，称作"口撮"。口撮多因肝风引起，每与抽搐、痉挛、角弓反张等严重征象并见。如小儿脐风，即新生儿破伤风，即口撮不能吮乳，也是险恶之征象，有时由于痉病后出现口撮的现象。

◆ 口唇颤动

口唇颤动有两种。时开时闭，频频运动，叫作不自主运动，若其运动是不规则的，多因为烦躁，常在抽搐将发作或神志不清而昏迷未醒的时候产生。颤动兼牙齿"咯咯"作响，往往与身体发抖并见，且抖动较快，似有节奏。如因恶寒严重而引起，称为"寒栗鼓颔"，疟疾发作的时候也会出现这种情况。

上下唇黏膜异常

下唇黏膜出现如粟粒大小的红色或淡白色丘疹，呈半透明状凸起，提示有蛔虫病。翻看小儿的下唇黏膜，如下唇黏膜出现碎米粒样小白点，即可诊断为疳疾。如果不见小白点，即不是疳疾。

上唇系带上出现一个或多个大小不等、形状不一的赘生物（结节或条索），表面呈灰白或粉红色，提示有痔疮。

望人中

人中望诊依据

人中诊病，是指通过观察人中的色泽、形态变化，诊察男女泌尿生殖系统疾病的方法。"人中"一词，首见于《黄帝内经》，如《灵枢·经脉》曰："大肠手阳明之脉……还出挟口，交人中，左之右，右之左，上挟鼻孔。"人中位于鼻与唇之间正中凹沟部，在望诊中主候膀胱、子处。说明人中主男女泌尿生殖系统状况，而且人中是人体生命功能的重要处所。在临床上，人中穴常有复苏之效。人中，又名水沟，在古代医籍中通常用"鼻下"表示人中的部位。古代医家诊察人中，包括在口、唇、鼻诊的范畴内。

人中的健康形态

人中位于鼻子的下部，鼻子能够呼吸空气；人中下边是嘴，嘴可以食五谷杂粮，能够通天地之气。人位于天地之间，所以叫"人中"。人中的形态因人而异，是构成上唇形态的重要结构之一。

中医学认为，人中反映人体肾气、命门的盛衰状况，对预测人体的

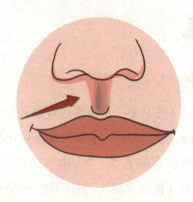
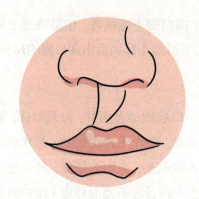

盛衰存亡有重要意义。正常人中，第一个特点是上窄下宽，呈端直的正梯形，有些人的人中呈梨形；第二个特点是人中的沟道很深，一眼就看得出来；第三个特点是人中的沟缘非常明晰；第四个特点是这个沟的沟缘非常直，没有什么弯曲；第五个特点是人中的颜色和周围的颜色基本一致，而且光亮程度与周围的皮肤也基本一致。凡是具备以上这些特点的，就是比较标准的人中。

人中的健康色泽

人中色诊，即以人中色泽的变化作为诊断病症的依据，在临床上具有十分重要的作用。正常情况下，人中的颜色应该与面部的颜色一致。面部色泽明润，黄中透红，是人体脾肾健旺、后天充盛的标志。

相应地，如人中宽直、色泽明润、沟道红活，表明肾气盛、阳气充足，说明男女泌尿系统功能运转正常。如果人中出现不同的颜色改变，就提示有可能罹患疾病。

望诊人中形态与疾病

人中特短，表现为人中沟道扁平，沟缘隐约，色淡。女性则提示子宫功能可能出现问题；男性则提示阴茎与睾丸可能出现问题。

人中狭长，表现为人中沟道狭窄细长，沟缘显著，或中段尤细，上下稍宽，其色黯者，称为长窄形。女性可提示可能子宫体位出现问题；男性提示可能阴茎包皮过紧或过长。

人中不正，即人中沟道或一侧沟缘向左或向右偏斜（外伤性、神经性鼻唇沟变形除外），称为偏斜形人中。人中向左倾斜者，可能提示子宫体偏左；人中向右倾斜者，可能提示子宫体偏右。人中有凹陷者，称为凹陷形人中，可能提示女性骨盆异常或骨盆狭窄。

人中浅坦，表现为人中沟道浅且平坦，沟缘不显，称为浅坦形人中，宽狭均可见。浅而窄者，提示可能子宫活动度较差，可能出现月经紊乱；浅而宽者，可能提示生殖功能降低，一般多见于老年人。

人中隆起，表现为中沟道有形态不定的增生物隆起，甚至引起沟形改变，称为沟道凸隆形人中，提示有宫颈糜烂的可能。

人中弛长，表现为人中松弛变长。子宫下垂患者可能有此表现。人中有瘀斑，可能提示男性附睾结核、精索静脉曲张，女性子宫内膜结核等。人中起疹子，可能提示有附件炎、宫颈糜烂；男性可能有精索炎、前列腺炎等。人中的变化还可提示小肠与心脏的病变，如隐性冠心病患者的人中呈长窄形，临床症状尚不显著；人中紫暗，其色晦滞，可能提示心绞痛发作。

 ## 望牙齿

中医认为，"齿为骨之余"，而且"肾主骨"，所以牙齿是由肾中精气所充养的。牙齿的生长、更换、脱落及功能正常与否，都与肾气之盛衰有关。另外，胃和大肠的经络均入齿龈中。因此，诊察牙齿与牙龈，便可知晓相应脏腑的生理与病理变化。

◆ 牙齿的分类和功能

现代解剖学将牙齿分为切牙、尖牙、前磨牙、磨牙四类。切牙位于口腔前部，左、右、上、下共8个，牙冠呈楔形，颈部厚而切缘薄，为单根；尖牙俗称"犬齿"，位于口角处，左、右、上、下共4个，牙冠呈楔形，切缘上有一个突出的牙尖；前磨牙位于尖牙之后、磨牙之前，左、右、上、下共8个，牙冠呈立方形，有一个咬牙合面；磨牙位于前磨牙之后，左、右、上、下共12个，牙冠大，呈立方形，有一个宽大的咬牙合面。总的来说，切牙像用刀来切割食物；尖牙有锋利的牙尖，用来刺穿和撕裂食物；磨牙像用磨盘来磨碎食物。

◆ 牙齿望诊依据

中医认为形态和功能的不同，决定了各部分牙齿所属的脏腑不同，上切牙属心，下切牙属肾；上尖牙及前磨牙属胃，下尖牙及前磨牙属脾；上左磨牙属胆，下左磨牙属肝；上右磨牙属大肠，下右磨牙属肺。

牙齿是人体相对独立的一部分，也是人体成比例缩小后的形态。所以，它不仅和胃、大肠有密不可分的关系，也和人体其他脏腑密切相关。

牙齿与肾脏关系密切。《黄帝内经》不仅肯定了齿与肾气、精髓、手足阳明经脉等脏腑经络在生理上的联系，而且说明了胃火牙痛、肾虚齿松或齿脱等齿与脏腑在病理上的联系。

与牙齿相连接的是牙龈，牙龈上为足阳明胃经所贯络，下为手阳明大肠经所贯络。牙龈的色泽和荣枯变化，也可以作为诊断疾病的依据。

◆ 牙齿异常与疾病

1. 脾气虚弱

症状：牙龈萎缩、牙齿松动、咀嚼无力，伴有精神不振、容易疲劳、胸闷气短等。

2. 肝血不足

症状：牙龈淡白、经常牙龈出血、牙根外露，伴有指甲淡白、头晕眼花、记忆力下降等。

3. 胃火上蒸

症状：牙龈红肿热痛、牙龈出血、牙齿松动、口臭等。

4. 肾阳虚弱

症状：牙齿过敏，伴有四肢发冷、食欲不振、尿频等。

5. 阴虚火旺

症状：牙龈溃烂萎缩、牙根裸露，伴有手足心发热、腰酸背痛、失眠多梦、口干等。

6. 大肠湿热

症状：牙龈肿痛、牙龈出血流脓、口气臭秽，伴尿道炎、尿道结石、腹泻等。

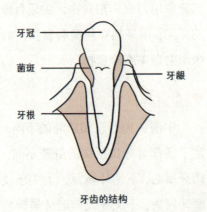

牙齿的结构

（牙冠、菌斑、牙龈、牙根）

望咽喉

咽喉望诊依据

咽前连口腔，下经食管通胃腑，是饮食之道，为胃之系，是气息出入与饮食水谷的共同通道；喉连于气道，上通口鼻，下接气管至肺，为气息之门，归肺所属。足少阴肾经循喉咙，夹舌本、足厥阴肝经，与咽喉关系密切。因此，望咽喉可以诊察肺、胃、肝、肾的病变。

咽喉望诊方法

检查咽喉时，让患者坐于椅上，头略后仰，口张大并发"啊"声；医生用压舌板在其舌体前 2/3 与后 1/3 交界处迅速下压，此时患者软腭上抬，即可进行观察。

望咽喉色泽与形态

◆ 咽喉色泽

健康人的咽喉色淡红、润泽，不痛不肿，呼吸通畅，发音正常，食物下咽顺利无阻。

咽部深红，肿痛明显者，属实热证，多由肺胃热毒壅盛所致。

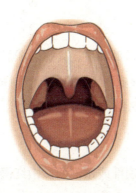

咽部嫩红、肿痛不显者，属阴虚证，多由肾阴亏虚、虚火上炎所致。

咽喉漫肿或微肿、色淡红，多由脾胃虚弱或脾肾阳虚，咽喉失养所致。

◆ 咽喉形态

（1）红肿

一侧或两侧喉核红肿肥大，形如乳头或乳蛾，表面或有脓点，咽痛不适者，为乳蛾，乃肺胃热盛，邪客喉核，或虚火上炎，气血瘀滞所致。咽喉部红肿高突，疼痛剧烈，吞咽困难，身发寒热者，为喉痛，多由脏腑蕴热，复感外邪，热毒客于咽喉所致。

（2）成脓

咽部肿痛，若肿势高突，色深红，周围红晕紧束，发热不退者，为脓已成。

（3）溃烂

咽部溃烂，分散表浅者，为肺胃之热轻浅或虚火上炎；溃烂成片或呈洼陷者，为肺胃热毒壅盛。

（4）伪膜

咽部溃烂处表面所覆盖的一层黄白或灰白色膜，称为伪（假）膜。如伪膜松厚，容易拭去，则病情较轻，是肺胃热浊之邪上壅于咽；若伪膜坚韧，不易拭去，重剥出血，很快复生者，为白喉，多见于儿童，属烈性传染病。

第五节　望躯体

望颈项部

颈项是连接头部和躯干的部分，起着支撑头部、连接头身的重要作用，是饮食、气血、津液等循行之要道。手足阳明经与任脉行于颈，太阳经与督脉行于项，少阳经行于两侧，是经气运行之路。颈项部位出现病变时，可引起局部甚至全身的病变；全身脏腑气血失调，亦可表现在颈项部。

望颈部外形

正常人的颈项保持直立，颈部两侧对称，气管居中。男性有喉结且突出；女性喉结不显，颈侧动脉在静息状态下时不容易见到。其异常表现主要如下。

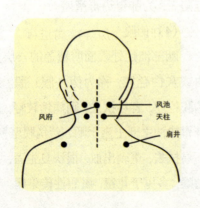

◆ **瘿瘤**

指颈部喉结处有肿块突起，或大或小，或单侧或双侧，可随吞咽而上下移动。多由肝郁气滞痰凝所致，或由水土失调，痰气搏结所致。

◆ **瘰疬**

指颈侧颌下有肿块如豆大小，累累如串珠。多由肺肾阴虚，虚火内灼，炼液为痰，结于颈部；或大小外感风火时毒，挟痰结于颈部所致。

◆ **颈瘘**

指颈部痈肿、瘰疬破溃后，久不收口，形成管道，病名曰"鼠瘘"。多由痰火久结，气血凝滞所致。

◆ **项痈、颈痈**

指项部或颈部两侧嫩红漫肿，疼

痛灼热，甚至溃烂流脓者。多由风热邪毒内蕴，气血壅滞，痰毒互结于颈项所致。

◆ 气管偏移

指气管不居中，当一侧胸腔积液、积气或有占位性新生物时，由于患侧胸内压力增高而将气管推向健侧；当一侧肺不张、胸膜增厚及粘连时，气管被牵拉向患侧。

望颈部动态

正常人的颈项俯仰转侧自如，活动范围是，左右旋转各 30°，后仰30°，前屈 30°，左右侧屈各 45°。其异常改变主要如下。

◆ 项强

指项部拘紧或强硬。若项部强硬，不能前俯，兼壮热、抽搐者，多属温病火邪上攻，或脑髓有病；若项强不适，兼头晕者，多属阴虚阳亢，或经气不利；如起床之后，项强而痛，并无他苦者，为落枕，多由睡姿不当，项部经络气血运行不畅所致。

◆ 项软

指颈项软弱，抬头无力。小儿项软，多为先天不足，肾精亏损，后天失养，发育不良，可见于佝偻病患儿。久病、重病所致颈项软弱，头垂不抬，眼窝深陷，多为脏腑精气衰竭之象，属病危。

◆ 颈脉搏动

指在安静状态时出现颈侧人迎脉搏动明显，可见于肝阳上亢或血虚重症等患者。

◆ 颈脉怒张

指颈部脉管明显胀大，平卧时更甚。多见于心血瘀阻、肺气壅滞和心肾阳衰、水气凌心等患者。

望胸胁

人体胸腔由胸骨、脊柱、肋骨等构成，属上焦，内藏心、肺等重要脏器，为宗气所聚之处，是经脉、血管循行布达之处。临床上通过望胸胁，可以对心、肺的病变，宗气的盛衰，以及对肝胆、乳房等疾病进行诊察。在日常生活中，我们也可以通过望胸胁来预防和发现相关病变。

望胸胁外形

正常人的胸廓呈扁圆柱形，两侧对称，成年人的胸廓左右径大于前后

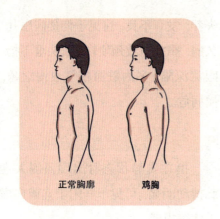

正常胸廓　　鸡胸

径（比例约为 1.5 : 1），小儿和老人则胸廓左右径略大于前后径或相等，两侧锁骨上下窝亦对称。常见的胸廓异常如下。

◆ 扁平胸

胸廓较常人扁平，前后径明显小于左右径，约为左右径的一半。颈部细长，两肩向前，锁骨上下窝凹陷。平时多见于体型偏瘦的人群，或肺肾阴虚、气阴两虚的患者。

◆ 桶状胸

胸廓较正常人增大、变圆，前后径与左右径几乎相等，呈圆桶状。主要见于久病的咳嗽和气喘患者。

◆ 鸡胸

胸骨下部明显向前突出，胸骨前后径长而左右径短，胸廓前侧部肋骨向内陷，形似鸡胸的胸廓畸形。在临床上常见于佝偻病患儿。

◆ 漏斗胸

胸骨下段及与其相连的两侧肋软骨，即剑突处明显向内凹陷，形成漏斗状。多由先天发育不良所致。

◆ 肋如串珠

胸骨两侧的肋骨与肋软骨连接处变厚、隆起、增大，状如串珠者。多由肾精不足，或后天失养，发育不良所致。可见于佝偻病患儿。

◆ 胸不对称

常表现为一侧胸廓塌陷，肋间隙变窄，肩部下垂，多见于肺痿、肺部手术后等患者；或一侧胸部膨隆，肋间隙增宽，多见于悬饮症、气胸患者等。

◆ 乳房肿溃

乳房红肿热痛，乳汁不畅，甚则破溃流脓，称为乳痈，多发于哺乳期妇女，初产妇更为多见。多由肝郁气滞、胃热壅滞、乳汁壅滞或外感邪毒所致。

望胸胁动态

我们的胸胁会随呼吸而活动。正常人呼吸均匀，节律整齐，每分钟

16~18 次，胸廓起伏左右对称，均匀轻松。妇女以胸式呼吸为主，男性和儿童以腹式呼吸为主。常见的呼吸异常如下。

◆ 形式改变

胸式呼吸增强，腹式呼吸减弱，多为腹部有病，可见于臌胀、腹内癥积等患者，亦可见于妊娠妇女；如胸式呼吸减弱，腹式呼吸增强，多为胸部有病，可见于肺痨、悬饮、胸部外伤等患者。

◆ 时间改变

若吸气时间延长，吸气时胸骨上窝、锁骨上窝及肋间凹陷，多由吸气困难所致，可见于急喉风、白喉等患者；若呼气时间延长，伴口张目突、端坐呼吸，多为呼气困难所致，可见于哮病、尘肺等患者。

◆ 强度改变

如呼吸急促，胸部起伏显著，多提示邪热、痰浊阻肺，为肺失清肃，肺气不宣所致；如呼吸微弱，胸廓起伏不显，多为肺气亏虚，气虚体弱所致。

◆ 节律改变

呼吸节律不整齐，表现为呼吸由浅渐深，再由深渐浅，以至暂停，往返重复，或呼吸与暂停相交替，皆为肺气虚衰之象，属病重。

望腹部

腹部指躯干正面剑突下至耻骨以上的部位，属中、下焦，为诸经循行之处，内藏肝、胆、脾、胃、大肠、小肠、膀胱、胞宫等脏器。故通过望诊腹部，可以诊察腹部内在脏腑的病变和气血的盛衰。腹部望诊主要观察其形态变化。

正常人腹部对称、平坦，直立时腹部可稍隆起，约与胸平齐，仰卧时稍有凹陷，老人和小儿腹部略呈圆形。脐腹过度膨隆或凹陷，均为异常。正常人腹部动态主要与呼吸活动有关。腹部动态异常，多与某些病变导致腹式呼吸强度改变有关。

腹部膨隆

仰卧时前腹壁明显高于正常。若腹部胀大，伴周身俱肿者，为水肿病。若仅见腹部肿大，四肢消瘦者，为臌胀，多因肝气或脾虚，气滞血瘀水停所致。

腹部凹陷

仰卧时，前腹壁明显低于正常，肌肉松弛、失去弹性，伴形体消瘦。可见于久病脾胃气虚，机体失养，或新病吐泻太过，津液大伤的患者。若腹皮甲错，深凹着脊，称为"肉消着骨"，为脏腑精气耗竭之象，属病危。

腹露青筋

腹部皮肤青筋暴露，常与腹部膨隆同时出现，可因肝郁气滞，脾失健运，气滞湿阻，或脾肾阳虚，水湿内停等，导致气血运行不畅，脉络瘀阻。多见于臌胀重症。

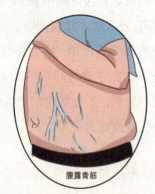

腹露青筋

腹壁突起

腹壁有半球状物突起，多发于脐、腹正中线和腹股沟等处，每于直立或用力后发生者，多属疝气。

望腰背部

背为胸中之府，内藏心、肺，与肝、胆密切相关。腰为全身运动的枢纽，人体日常活动的关键部位，亦为"肾之府"。足太阳膀胱经行于腰背两侧，五脏六腑的腧穴均在本经上，带脉亦环绕腰腹循行，均与腰背部密切相关，故通过望诊腰背部的异常表现，可以诊察相关脏腑与经络的病变。望腰背时，应注意观察脊柱与腰背部有无形态异常及活动受限。

正常人腰背部两侧对称，俯仰自如，左右转动自如，直立时脊柱居中，腰段稍向前弯曲，胸、骶段稍向后弯曲，但无论是胸段还是腰段，均无左右侧弯。其异常改变主要如下。

脊柱后突

脊柱后突是一种骨骼畸形，脊骨

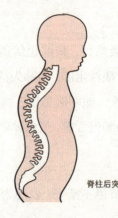

脊柱后突

过度后弯，导致前胸塌陷，背部凸起，俗称"驼背"，又名"龟背"。若见于成人，多为脊椎病症；也可见于老年人；若为久病患者，可见其后背弯曲，两肩下垂，称为"背曲肩随"。

🥿 脊柱侧弯

脊柱的某一段偏离身体正中线，向左或向右歪曲，使脊柱形成侧向弧形或"S"形。多因小儿发育期坐姿不良所致，亦可见于先天禀赋不足、发育不良的患儿，或一侧胸部有疾病的患者。

🥿 脊疳

指患者背部肌肉极度消瘦，导致脊骨突出如锯，为脏腑精气极度亏损之象，多见于慢性重病患者。

🥿 腰部拘急

腰部疼痛，活动受限，转侧不利。多因局部气滞血瘀所致。

🥿 发背

指痈、疽、疮、疖生于脊背部，统称为发背，多因火毒凝滞于肌腠而成。

🥿 缠腰火丹

腰部皮肤鲜红成片，有水疱生如带状，灼热肿胀者，称缠腰火丹。系外感火毒与血热搏结，或湿热蕴阻肌肤所致。

🥿 角弓反张

指患者在患病过程中脊背后弯，反折如弓，常兼颈项强直、四肢抽搐，为肝风内动，筋脉拘急之象。可见于热极生风之惊风、破伤风、马钱子中毒等患者，危急之象可见于肝风内动、破伤风等患者。

第六节　望四肢

四肢分为上肢和下肢。上肢包括肩、臂、肘、腕、掌、指；下肢包括髀、股、膝、胫、踝、跗、趾。四肢由筋、骨、血脉、肌肉和皮毛构成。五脏均与四肢有关，心主四肢血脉，肺主四肢皮毛，脾主四肢肌肉，肝主四肢之筋，肾主四肢之骨，而脾与四肢的关系尤为密切。

十二经脉必经手足，人体阴经和阳经相交于手指端和足趾端。所以，通过望四肢，可以诊察脏腑和经脉的病变。对四肢进行望诊时，应注意观察四肢、手足、掌腕、指趾的外形和动态变化。

 望上肢

上肢肿胀

四肢浮肿发胀，同时肿胀，或偏于一侧，单发或多发。若下肢肿胀，皮肤粗厚如橡皮，多见于丝虫病；

若四肢关节肿胀，灼热疼痛，常见于热痹。

萎缩

四肢或一侧肢体肌肉萎缩、松软无力，筋脉弛缓，甚则痿废不用，多见于痿病。若一侧上、下肢痿废不用，称为半身不遂，多见于中风患者。

 望下肢

下肢瘦削

下肢瘦削，可见肌肉萎缩，枯瘦如柴，常见于痿病、鹤膝风等；或久患慢性消耗性疾病，如癌症、甲状腺功能亢进、糖尿病等。下肢瘦削，还可见于偏瘫、小儿麻痹后遗症、类风湿性关节炎等疾病。

下肢痿软

下肢筋脉弛缓，软弱无力，甚则

不能行走、站立，膝、踝等关节如觉脱失，肌肉萎缩。多见于痿病患者，常见于偏瘫后遗症、周期性瘫痪、小儿麻痹症、大脑发育不全等。

下肢强直

下肢筋肉强硬，伸直不能屈曲，或关节僵硬，不能屈伸。多由于外邪阻络，或肝阳化风而致。常见于大脑强直、锥体束病变，如脑出血、脑梗死、脑血管痉挛、脑内钩端螺旋体病等，以及化脓性关节炎、关节结核、烧伤、关节外伤、类风湿性关节炎、关节骨质增生、骨折处理不当和制动时间过久等。

下肢瘫痪

这里指下肢不能活动或活动减弱的症状。瘫痪可由痿病发展而来，因肝肾亏虚，气血不足，邪气（如风、

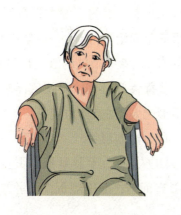

寒、湿、热、痰、瘀等）乘袭而致。患者多愁善感，悲伤欲哭，一遇激怒则突发四肢瘫软；然四肢肌肉虽久病，亦多不瘦削，且肌肤润泽者，为肝郁血虚所致，相当于现代医学的"癔症性瘫痪"。若左侧或右侧上下肢痿废不用，称为"偏枯"，亦称"半身不遂""半肢风"，常伴见瘫痪，对侧面部口眼㖞斜，日久可患肢体枯瘦、麻木不仁，每见于中风后遗症，相当于现代医学的"脑血管意外后遗症"。

若双下肢重着无力，难于行动，或兼麻木、窜痛，但上肢一般正常，谓之"截瘫"，属于"风痱"一类，也为中风之候。可因外伤、感染或肿瘤压迫脊髓所致。

下肢关节肿大

这里主要指膝关节肿大。下肢关节肿大，以膝部为主，常见于"压痹""鹤膝风"等。膝关节肿大，可见于类风湿性关节炎、关节腔积液、关节结核、髌下骨膜炎、胫骨粗隆骨骺炎和良恶性骨肿瘤。若膝关节肿大变形（肘、腕、指、踝、趾也可出现），屈伸不利，谓之"尪痹"，多由痹证日久，气血或肝肾亏损，邪聚于关节而致。

下肢抽搐

小儿四肢抽搐有力，为"急惊风"，多因感受邪热，化火生风；或痰热内盛，引动肝风；或猝受惊恐，神志不宁所致。小儿四肢抽搐无力而缓，为"慢惊风"。

突然昏倒后出现四肢抽搐，伴见口吐涎沫，两目上视，牙关紧急，或口中发出类似猪羊的叫声，移时苏醒，除感觉疲劳、头晕、头痛外，一如常人，时有复发者，谓之"痫证"，又称"癫痫"，俗名"羊痫风"。若痫证发于妊娠妇女临产前或临产时，谓"子痫"，又名"妊娠风痉"。

下肢震颤

本病多由肝阳化风，或风痰阻络，或风寒湿侵袭，或脾虚、血虚、阴虚引动内风所致。若四肢振摇不已，伴头晕目眩，头痛如掣，证属肝阳化风。四肢颤动，麻木或郁胀，兼胸胁痞满，干呕恶心，为风痰阻络所致。四肢震颤，疼痛或困重，且恶风畏寒，颈项不舒，为风寒湿侵袭所致。

下肢筋惕肉

这里指下肢某一部位的筋肉不由自主地跳动，时作时止。多由发汗太过，气阴耗伤；或素虚、亡血、营血不足；或寒湿伤阳，水气不化，筋脉失于濡润、温煦所致。

 # 望手

望手形

手的形态、大小、软硬都能够反映人的脏腑功能状况。手的大小应与身高成正比，手的胖瘦应与体重成正比，否则，可能意味着发生某些病变。

◆ **手的形态**

所谓手形，即手掌的外形特征。手掌的形状、厚度与人的体质、精力、活力等均有密切关系。

（1）原始形手

原始形手，较一般手形肥厚，指与爪俱短，指结如树根一样厚硬粗糙，掌厚大而硬，掌的下部尤其粗厚。掌纹极简单而粗犷，指背"三约纹"（指头伸直，指背关节处的皱纹）深而杂乱。掌背青筋浮露，皮肤色泽较深。此手形之人，通常体力较好。

（2）四方形手

四方形手，手及掌指均很宽阔，外形直而方，指甲短促，也呈方形，拇指刚直长大，相当发达，掌之肌肉筋骨厚而坚实，兼有弹性，手背"三约纹"较淡。此手形之人，通常体力好，精力充沛，各方面发育良好。

（3）汤匙形手

汤匙形手又称台形掌，具有这种手形的人，手腕多粗大，指根也较粗大，指尖不像一般人由粗渐细，反而粗大如汤匙，指甲圆厚而大且硬。此手形之人，通常健康状况良好。

（4）竹节形手

竹节形手又称结节形手。具有这种手形的人，手掌修长而骨挺，诸指瘦削节露，骨关节较高，指端介于方尖之间，甲形长，拇指长大、刚直。手背"三约纹"比较明显，手背筋肉和血管隆起。此手形之人，可能因用脑过度而致体力较差，呼吸、泌尿、生殖等系统功能可能会比较弱。

（5）圆锥形手

此手形较"尖头形"稍短而阔，手形和指形均细长，掌向上部渐狭，指根粗，尖端为圆锥形，指甲长，掌肉肥厚，指背"三约纹"轻淡，青筋隐而不露。此手形之人，脾胃功能可能较差，较易患消化系统疾病。

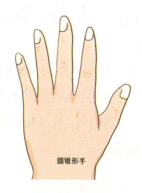

圆锥形手

（6）尖头形手

又称柔弱形手。手细而薄，掌长柔弱而手指柔弱无力，指长滑尖细而优美，指甲呈扁桃形而绯红。拇指匀称，皮肤白皙，青筋较明显。此手形之人，一般健康状况不理想，较易患神经衰弱、呼吸系统等疾病。

（7）变异形手

这种手在人群中较多见，也比较复杂。手呈变异形，如手的活动范围或手指走向变异，或缺残指、多指，或掌背部缺凹等。一般由外伤或遗传因素所致，其功能尚无大的障碍。也可能是由器官病变或恶性病变而致，应引起重视。

◆ **手的大小与健康**

孩子的手与身躯发育相比，显得很大，则要抓紧时间补钙。手指节长得快，提示体内的钙可能出现分布失调，手大的人较易患心血管疾病、骨关节病。

手小，相对而言，心脏体积就会小，偶尔会有心悸的感觉，或伴有血压偏低、血糖偏低，有患头痛的可能，会感到疲乏。

◆ 指掌比例观健康

手指和手掌的比例与疾病也有一定的关系。手指长于手掌的人，可能提示胃功能较差；手掌长于手指的人，可能提示十二指肠功能较差；手指与手掌的长度基本一样的人，往往健康状况较好。

◆ 手的肥瘦观健康

手胖提示脂肪堆积；大鱼际挤压后，如果有深深的凹陷，且迟迟不消失，提示心肌可能有缺血现象。肾病造成的浮肿也会导致手胖。

手瘦的人胃肠功能较弱，易患神经衰弱。如果手指间出现漏缝，整个手掌像乌贼爪，则可能提示消化系统功能过弱。此种手掌在女性和年幼的人中较多见。

望五指

五指诊病法，是指通过观察五指的颜色、长短、形态等，从而推断内在病变的望诊方法。手指不同的形态变化，可以反映人体病变，因此，望五指指形对于诊断疾病具有重要的意义。

◆ 方指

指端平直，棱角分明，形成方头。一般来说，有此指形的人多身体健康。若手指瘀暗，则提示可能患神经衰弱与结石等。

◆ 汤匙指

手指末节顶端宽大，整个手指状若汤匙。有此指形之人，易患高血压、心脏病、脑血管病。糖尿病并发症者亦可见此种指形。

◆ 细长指

指形细长，颜色偏苍白，无力。有此指形之人，脾胃功能不好，有偏食倾向。

◆ 壁虎指

末节指关节突出，指节端又形成尖缘，手指似壁虎的头身，故得名。有此指形之人，提示患心脏病的可能，呼吸系统易受累，应多加注意。

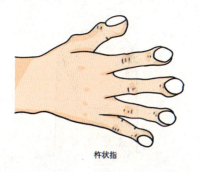

杵状指

◆ 杵状指

整个末节指节圆粗、突出，指端棱角较分明，指背皮肤粗糙，形同鼓槌。有此指形之人，易患慢性呼吸系统及循环系统疾病。

◆ 菱形指

指节中间关节粗大突出，整个指形为中间宽、两头窄细的菱形。有此指形之人，易患神经系统疾病、骨质脆化及耳疾等。

◆ 粗短指

指短而粗，指掌比例小，中长比在 2/3 以下，大鱼际发达，其他指根亦饱满。有此指形之人，较易患高血压、肝病及肾病。

◆ 斜弯指

末节指节偏斜不正，多见于小指和食指。遗传病或生殖功能障碍者多见。也可见于其他系统的重症。

望指甲

通过观察指甲的形状、大小、颜色、纹路等，能够判断一个人的基本健康状况，甚至可以看出潜在的健康危机。指甲诊病是指通过观察十指的气血形态、色泽变化来诊断疾病或病变程度的方法。

指甲分为甲板和甲床两部分。甲板是遮盖在手指末节背面的角质板，略呈弯曲的四边形，其长、短、宽、窄基本上与手指末节相称。甲板附着指端处正面的部分称为甲床。甲板分为远端和甲根，前者即甲板的游离前缘部分，后者是甲板后缘在皮肤深处的隐蔽部分。甲板除游离的远端部分外，其余三边周围皮肤隆起如嵴，称为甲襞。甲襞与甲床之间的沟状下陷，称为甲沟。

甲板近甲根处有一个白色、半月形的区域，叫弧影，也叫甲半月、健康圈、安全圈等。甲根下方的甲床特别厚，称为甲基层，其细胞增殖活跃，指甲的生长靠甲基层的生长而延长。

◆ 指甲形状

正常人的指甲大多和指头的长短宽窄相称，一般是长方形，长宽比为 4∶3，也可略呈方形或梯形，呈粉红色。指甲中部略隆起饱满，平整而有光泽，无斑纹、瘀点，以手按压甲板前沿，放开后，甲色很快由苍白恢复为粉红色。正常指甲不易折断，但也不过分柔软，甲板厚薄均匀。

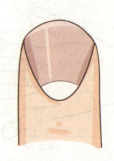

（1）长形

指甲偏长的人，免疫功能较差，很可能患上急性炎症，如上呼吸道感染、胃肠炎，以及脑部、胸部疾病。

（2）短形

指甲偏短的人，心脏功能先天相对较弱，可能容易患下半身的疾病。

（3）方形

这类指甲的长度与宽度相接近，指甲接近正方形。具有这种指甲的人通常体质较差，可能易患遗传性疾病。如果女性出现这样的指甲，应该警惕子宫和卵巢方面可能会出现问题。

（4）百合形

指甲比较长，中间明显突起，四周内曲，形状犹如百合片。这类指甲多见于女性，这种指甲的形状是最漂亮的，但拥有此甲形的人可能体弱多病，消化系统较容易出问题。

（5）扇形

这类指甲下窄上宽，指端呈弧形。拥有扇形指甲的人，多半身体素质较好，但是他们很容易忽视自己的健康，在成年或老年时期可能比较容易患上十二指肠溃疡、胆囊炎，甚至肝病等。

（6）圆形

拥有圆形指甲的人，对疾病的反应不灵敏，很难觉察身体的异常，所以一旦生病，可能会错过早期治疗的机会。他们比较容易患胰腺炎、心脏疾病等。

◆ **指甲凸变**

平滑的指甲上有凸起，凸起的形态不一，提示不同的病变。但总的来说，指甲凸变提示体内有慢性炎症，组织器官有增生、肥大等代偿性病理改变。

逗点状变指甲有一点或数点凸起变化，形似"，"，故称为逗点状变，提示机体内某一组织器官有急性小灶性病变。

横行凸变指甲上出现横行或横弧形隆起变化，一条或两三条，似波浪形，故称为横行凸变，提示机体内有较重的病变。随着机体营养条件、治疗、休息时间的不同，病情也时好时坏，迁延不愈。

◆ 指甲凹变

指甲上有凹陷的条纹、斑、块、点等形态改变，统称为指甲凹变。指甲凹变提示某一组织器官功能低下，组织结构破坏、萎缩等病理变化。总之，指甲凹变可反映退行性病理改变。

（1）大块弧形凹变

大约占指甲的 1/2，指甲中央部位有一条横弧形凹陷，提示某一器官有严重损害，如风湿性心脏病、反复发作的胆囊炎、胆结石、严重贫血等。

（2）大块不规则凹变

指甲上出现如用刀器凿挖的一块或数块大小不等、形态各异的凹陷变化。两三个指甲同时出现大块不规则凹变，说明慢性病已转为恶性病变，如胃窦炎、宫颈炎的癌变。

（3）横形凹变

指甲中央一条横形的凹陷，与风湿病变密切相关，如风湿性关节炎、风湿性心肌炎，病情比较轻。

（4）小块凹变

凹陷的大小如米粒。绝大部分是空腔脏器局部炎症后造成的退行性改变。另一种情况是青春期发育过程中营养不良，从而造成关节面或某一部分组织发育不良。

（5）点状凹变

点状是指如针尖大小的凹陷，提示某脏器有慢性损害，如结石病、十二指肠病变等。

（6）粗条凹陷

粗条宽度相当于指甲的 1/5 以上。粗条凹陷又分为边缘光滑与边缘凸起两种。边缘光滑者，说明病变组织萎缩、坏死，切除后，周围组织有代偿性增生或慢性炎症。

（7）中条凹陷

中条宽度相当于 1~2 毫米，提示机体出现慢性病变，如神经衰弱、长期睡眠障碍、萎缩性胃炎、腰肌劳损、早期肝硬化等。

（8）小条凹陷

大小在 0.8~1 毫米，凹陷条纹比较短，只有指甲的 1/2，提示机体内某一脏器有轻度萎缩性病变，如胃炎、小肠癌等。

◆ 指甲光泽变化

正常指甲有一定的光泽且光泽度均匀，如果光泽度增加或光泽度减小，都提示出现病变。

（1）条块状亮变

指甲上有块状或条状如黏胶样发亮的色泽变化，提示胸膜炎、胸腔积液，伴有盗汗、自汗等症状。

（2）甲泽亮变

指甲像搽了油一样发亮，指甲薄，见于甲状腺功能亢进及糖尿病、急性传染病。

（3）失去光泽

指甲呈毛玻璃样或无光泽，提示体内存在慢性消耗性疾病，如结核病；也可能提示体内有严重的消耗性疾病，如肝脓疡、肺脓疡及长期慢性出血。

（4）光泽度不均匀

光泽度不均匀，表现为不同的指甲光泽度不同，以及同一指甲光泽度不均匀分布的情况，其反映的病情也不同。如指甲前端有光泽，指甲根毛糙、无光泽，十指一致，则提示有慢性气管炎和胆囊炎；如在小指出现指甲前端有光泽，则提示有慢性或萎缩性鼻炎。

（5）比较光泽度

十个指甲比较，如果哪个指甲有异常的光泽度，则说明与该指甲相应的脏器有病变。一般来说，这种病变是慢性炎症。

◆ 指甲红变

指甲红变是指甲下血管床的变化，因充血部位及形态不同，充血深浅不同，故在指甲上观察到的红变各异，有斑、带等形态。指甲红变，提示机体有炎症充血、瘀血、出血等症状。

（1）红带变

指甲前端有一条横弧形，大小一致，红色的带状图形。根据大小不同，分为以下3种。

①大红带：红带宽度相当于指甲长度的1/6~1/5，提示有胃肠道炎症、心内膜脱垂、房室间隔缺损。

②双红带变：指甲上有两条横弧形红色带变，提示因精神高度紧张造成心神不宁、失眠、狂躁型精神分裂症。

③甲沿红线：十指甲前沿甲皮交界处有一条线状的红色条纹，提示有轻度的小肠炎症或回盲部炎症。

（2）红斑变

指甲的不同部位出现各种不同

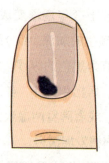

形态、大小不一的红色斑块。根据红斑的部位和形态，分为以下 3 种。

①前缘红斑：在指头前缘甲皮交界处有一明显的大红色斑块。红斑的出现，提示相应部位有炎症充血、出血。

②甲中红斑：在指甲中部出现形态各异的红色斑块，提示某部位有外伤出血，或者是相应部位的肌肉、骨骼有急性炎症出血。

③甲根红斑：指甲根部整段表现为红色，根部深红，前段变浅，提示相应脏器有炎症充血，如充血性心肌炎、盆腔炎等。

（3）斑与点红变

红斑与红点可在一指甲上同时出现，也可在不同指甲上出现。斑与点红变同时出现，表明从炎症充血发展到出血。如中指指根红变、无名指前沿红点变，则提示胃炎，伴胃出血。

（4）圈状红斑

在指甲中部出现大小不同、浓淡不一的红色圆圈斑。这种特殊的圆圈状变化，反映了胸部与肺部的特殊病变，如中下叶肺炎、合并纵隔炎症、严重的蛔虫性肠梗阻。

◆ 指甲黑色变

指甲上出现黑色的条纹或斑块为黑色变，常提示劳动过度、营养不良、胃下垂、胃癌、子宫癌等。

（1）黑条变

从指甲根处生长出一条或若干条如铅笔画的线条，称为黑条变，提示机体适应不了过度消耗营养的劳动和内脏功能障碍，引起维生素 B_{12} 大量消耗。如出现数条黑变，则提示癌变，如胃癌、霍奇金淋巴瘤等。

（2）黑块变

指甲上有黑色的斑块出现，这时指甲多不平整，提示病情比较严重，如严重的消耗性疾病，并发胃下垂、中毒性肝炎、中晚期胃癌等。

（3）黑弧线变

指甲中有一横弧，形如铅笔画在甲上，患者可以毫无主观感觉，但经 B 超检查，可证实有胆囊肿大。

（4）指甲两侧毛糙黑变

指甲两侧甲肉稍有分离，边缘毛糙，甲内如有污垢堆积，多提示女性生殖器官有炎症，且组织肥厚、增生。

◆ 指甲纹理变化

正常指甲是没有明显纹理改变的，如果发现各种颜色的条纹，多半是不正常的情况。

指甲上出现深褐色的紊乱条纹，常提示机体脱水或肾虚初期。

略带棕色的条纹，如横过甲尖部位，往往是肾脏有病的信号。当然，要同时显现在每个指甲上，才有诊断意义。

棕色或灰黑色的纵纹，由指尖向指甲根部位垂落，提示可能有消化系统炎症，如胃及十二指肠溃疡、胃炎、肠炎和肝炎等，有时甚至要考虑是否患有消化道肿瘤。

开始时，指甲的条纹为极淡的青

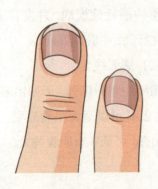

灰色，经过 1~3 年逐渐变成灰黑色；随着条纹颜色的加深，部分患者会出现黄疸。若为黑色的纵线，每个指甲仅有一条，居指甲正中，多为血虚浮肿的患者，或者脾肾两虚致大便溏泄者，一般病情发展缓慢。

纵向出血条纹是细菌性心内膜炎的表现。

指甲板表面出现白色横纹，是肝脏有病的征兆，但也可见于正常人，特别是妇女，以未婚者居多。也有呈洁白点状的，多在 1~2 个月后自行消失。

指甲上出现粗大的白点或横纹，边缘不整齐，内映血色绯红者，可能为初期肺结核的体征之一，大概半年后，肺部症状即可出现。这种现象常见于 1~2 个指甲，特别是食指和小指。

指甲上有横纹，也是肠道有寄生虫的特征。指甲有纵行条纹，则提示身体机能低下，容易患病。

◆ 指甲半月痕

指甲下方 1/5 处出现一条白色弧形的痕迹，就是半月痕，也有人称之为"小太阳"。指甲半月痕可以反映人体精气的盛衰，故也称为"健康圈"。半月痕的状况，可以反映人体的健康状况。

（1）正常半月痕

数量：半月痕的数量，双手有8~10个为好。

面积：半月痕的面积占指甲面积的1/5大小为好。

颜色：半月痕以奶白色为好，越白越好，表示精力旺盛。

（2）不正常半月痕

半月痕越少，提示患者精力越差，体质越寒，也就是免疫力差，手脚寒冷。

①寒底型：凡半月痕越少，体质越寒，无半月痕为寒型。此型的人，提示体内阳气虚弱而阴寒较盛；脏腑功能低下，气血运行慢，容易疲劳、精神不振、体质下降，甚至出现痰湿停滞或气滞血瘀，易患肿瘤。

②热底型：凡小指也有半月痕者，均属热型。此型的人，其半月痕面积多大于指甲1/5大小。半月痕增大，提示人体内阳气较旺盛，脏腑功能强壮，身体素质较好。

③寒热交错型：凡半月痕的边界模糊不清、颜色逐渐接近甲体颜色，属寒热交错型或阴阳失调型。

（3）半月痕面积

半月痕面积小于指甲大小的1/5，提示精力不足，肠胃吸收能力差。如成年人性生活过多，半月痕会消失，也很难再长出来。半月痕面积大于指甲大小的1/5时，多提示心肌肥厚，易患心脑血管疾病。

 ## 望足

观察足部的异常表现，有助于诊断体内的疾病，但其古今记载尚少，往往被人们忽视。人们常把双脚看成人体自然运动的工具，实际上，体内的各种变化同样可以在脚上有所反映。这些反映部位称为"反射区"。反射区可出现小丘疹、小硬块或色泽改变，按压时可有疼痛感觉。足部的

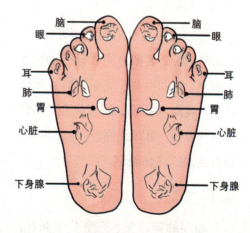

形态、动态和纹理变化，也能反映人的先天遗传情况和后天患病倾向。

望足趾

每个足趾，其天生的骨质、后天的皮肤色泽和肌肉软坚等，都关系到所属经脉的循环状况，而循环顺畅与否又可以反映其所属脏腑的新陈代谢功能及脏腑功能好坏。健康的足趾应该是红润饱满、有弹性的。

◆ 小脚趾先天畸形

右脚小趾先天畸形者，容易有遗尿、尿频、小便不畅或腰部酸痛的症状。左脚小趾红肿或畸形者，要留意腰尻、膝腘、头顶的酸痛症。右脚小趾的跖骨关节部长有鸡眼者，往往存在肩部损伤。

◆ 脚四趾异常

脚四趾与足少阳胆经相关，若脚四趾有异常，要留意患者是否动辄唉声叹气、胁肋疼痛，或是否有过敏性鼻炎，或踝易扭伤，面带尘色。需防范再次复发。第四趾侧苍白，水肿者，可有高血压动脉硬化。

◆ 脚第二、三趾异常

如果脚第二趾、三趾关节曲起，提示可能患有胃肠疾病。第二、第三趾足底侧水肿者，往往伴有眼底疾病。

◆ 脚二至五趾比例过小

提示先天性消化系统功能较弱，易出现尿失禁，患者多性格内向保守，且缺乏胆识。

◆ 脚第一趾异常表现

脚第一趾内侧与足太阴脾经相关，脚第一趾异常可出现食欲不振、消化不良等症。

脚第一趾经常肿胀者，应认真检查，以排除糖尿病。

脚第一趾上方丛毛区与足厥阴肝经相关，丛毛密而浓的人，可能肝气较盛，平时要注意克制情绪；丛毛稀落甚至无毛的人，可能提示肝气不足，较易疲劳。

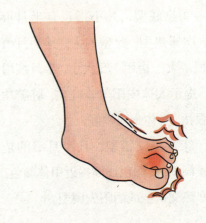

第七节 望二阴

望前阴

前阴又称"下阴"，是男、女外生殖器及尿道外口的总称，前阴有生殖和排尿的作用。

望男性前阴

◆ 望阴茎

阴茎为男性重要的性器官，具有性交功能，并有排尿和射精作用。阴茎主要由两个阴茎海绵体和一个尿道海绵体组成，外面包以基筋膜和皮肤。包皮是由阴茎颈前方皮肤形成的双层游离的环形皱襞，包绕着阴茎头（即龟头）。幼儿时期，包皮较长，包裹着

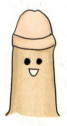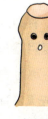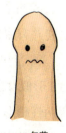

正常包皮　　包皮过长　　包茎

整个阴茎头。随着年龄的增长，包皮逐渐后退，包皮口逐渐扩大，直至暴露整个阴茎头。

（1）阴茎功能异常

①阴茎异常勃起，久举而不衰，且精液自溢者，称为"阳强"，又称为"阳举不衰"。多由肝肾阴虚，虚火妄动所致，亦可由肝火偏亢所致。

②青壮年男性，阴茎不能正常勃起，或勃起不坚，或坚而不久，致使不能进行正常性交者，称为"阳痿"，又称为"阳痿不举"。多由房劳过度，命门火衰，精气虚寒而致；亦可由思虑过度，心脾受损而致；或矢志之人，抑郁伤肝所致；更有因湿热下注，阳气不能伸举所致者。

（2）阴茎表面异常

①阴茎嫩肿、痒痛、溃烂，疮口色红，流脓水者，称为"阴茎溃烂"，多由肝经湿热所致。阴茎头溃疡，见于药疹、下疳或白塞氏综合征。

②龟头紫肿疼痛者，称为"龟头痛"，又称"阴头痛"，多由肝经湿热所致。

③阴茎龟头部冠状沟处出现肿块，按之质硬，1~2年后破溃，如石榴状或菜花状，阴茎肿胀，龟头渐至溃烂，气味异臭，痛苦不堪，血水淋漓不断，病至后期，胯间可见结块，坚硬如石，脚跟不灵活或两大腿漫肿胀大，皮色褐红者，称为"肾岩"，又称为"肾岩翻花"，相当于现代医学所说的阴茎癌。

④阴茎、龟头上起水疱，为生殖器疱疹，由单纯疱疹Ⅱ型病毒感染生殖器皮肤黏膜所致。

⑤阴茎珍珠状丘疹主要发生在龟头边缘与冠状沟交界处和（或）系带处。表现为直径1~3 mm大小的丘疹。丘疹顶端圆而光滑，有个别丘疹呈毛状或丝状。颜色多为珍珠状白色，少数为淡红色、肤色，部分可出现轻度红肿。无疼痛、无破溃，且患者无明显自觉症状。属于生理性异常，不属性病范畴。易被误诊为尖锐湿疣。

⑥阴茎初起小疱，逐渐增大，破溃后腐烂，血水淋漓，四周凸起，中间腐蚀成窝，流脓水者，称为"疳

疮"。疳疮属肝经、肾经、督脉三经病变，或由淫精传染梅毒；或淫心不遂，败精搏血，结聚为肿；或肝经湿热，交合不洁，一时受毒而致成患。

（3）阴茎结构异常

①成年后，男性包皮长过阴茎头，但上翻后能露出尿道口与阴茎头者，称为"包皮过长"；若包皮上翻后，不能露出尿道口与阴茎头者，称为"包茎"。此因先天性包皮口狭窄，或包皮与前端有粘连。

②前阴内缩（包括阴茎、阴囊和睾丸内缩），引入小腹者，称为"阴缩"，多由寒凝经络所致。外感病中见其囊缩，为热入厥阴之征兆，亦可见于亡阳虚脱之人。阴长而不收者，称为"阴纵"，多由肝经湿热所致。

③阴茎腹面有尿道开口者，称为尿道下裂。

④阴茎位于阴囊后，可伴有尿道异常，称为阴囊后阴茎。

⑤两个阴茎中，仅一个阴茎有功能并有尿道者，称为双阴茎。

⑥若见男婴阴茎过小，阴囊未合，形似女阴者，称为"阴阳人"。为假两性畸形，由先天发育障碍所致。

⑦阴茎、睾丸过小，伴骨骺愈合

延迟，以致长骨继续增长，身高多超过正常人，为类无睾性巨人症，又称为促性腺激素低下性类无睾症。

⑧阴茎细小似婴幼儿，伴第二性征缺乏，骨骼发育不全，体型矮小者，为垂体性侏儒症。

⑨阴茎过小，伴第二性征缺乏，阴囊内无睾丸者，称为无睾症。

◆ 望阴囊

阴囊空虚，即患者出生后阴囊内触不到睾丸，多见于隐睾。双侧无睾丸者，称为先天性双侧无睾症。

阴囊皮肤粗糙、增厚，且肿大而明显下垂，呈现硬性水肿者，称为阴囊象皮肿。

阴囊皮肤潮湿、发红，皱褶变粗，瘙痒显著者，为阴囊湿疹。

当突然出现阴囊剧痛，皮肤红肿、发亮、坚硬，有红斑、水疱，继而出现潮湿，并转为紫黑色及坏死，病变发展迅速，病变组织内气体积聚，触之有"捻发音"，都是阴囊坏疽的特征。

阴囊皮肤肿胀、发亮，无局部发红者，为阴囊水肿。

阴囊皮肤起水疱，表皮剥脱后形成溃疡者，为药疹、白塞氏综合征。

阴囊局部皮肤青紫、增厚，皱褶变浅或消失者，为阴囊皮下瘀血，或阴囊皮下血肿。

阴囊呈现圆形或椭圆形的囊肿，表面光滑，无咳嗽冲击感，且透光试验呈阳性（无阴影）者，为鞘膜积液。如包块有咳嗽冲击感，透光试验呈阴性者，为腹股沟斜疝。

阴囊壁可触及圆形囊肿，与皮肤连接，但不与深部组织相连者，为阴囊皮脂腺囊肿。

阴囊皮肤浅表可见扩张且扭曲的浅蓝色蔓状血管丛，触诊可触及呈蚯蚓状结团的曲张静脉，若平卧按压，可消失，站立时复现。常伴有患侧阴囊肿大、坠胀感或钝性隐痛，同侧睾丸、下腹有抽痛及坠胀不适感，同时伴有情绪不稳定、失眠、头晕等症状，甚至出现阳痿、早泄等性功能障碍者，为阴囊静脉曲张。

疝病，指阴囊、睾丸肿胀或胀痛的病变。阴囊肿大而透明者，称作"水疝"（相当于现代医学的鞘膜积液）；肿大而不透明、不坚硬者，称作"狐疝"（相当于现代医学的腹股沟斜疝），常常是小肠坠入囊中，卧则入腹，立则出，一侧偏，有大有小，时时上下，故又称为"阴狐疝气"。

阴囊或连阴茎均水肿者，称为"阴肿"，多因坐地触风受湿所致，或为水肿之严重者。

◆ 望睾丸

睾丸逐渐肿大，形成硬结，轻微疼痛，阴囊不红不肿，常经数月，甚至1~2年后才形成脓肿，破溃后流出稀薄痰样脓液，疮口凹陷，或溃久成瘘，愈合较为困难的病变，称为"子痰"。多由肝肾亏损，络脉空虚，痰浊乘虚下注，结于睾丸所致。

在睾丸与附睾头连接处可触及圆形光滑的囊性肿块，无触痛，可能是精液囊肿。

附睾结节有胀痛，伴有前列腺炎、精囊炎或尿道炎，可能是慢性非特异性附睾炎。

附睾上触及压痛性硬节，并与周围组织粘连，可能是附睾结核。

附睾头部触及无痛性球形肿块，表面光滑且波动感明显，可能是附睾精液囊肿。

双侧附睾肿大，发生在输精管结扎术后，为附睾郁积症。

望女性外阴

外阴皮肤变红或呈棕褐色，皮肤增厚，常有抓痕，可能是糖尿病性外阴炎。

阴部一侧或两侧红肿胀痛，初起触之有热，肿块较硬，随之蕴而化脓，触之痛甚，有应指感者，称为"阴户痛肿"，多由湿热蕴结所致。

阴部皮肤变白、增厚，但局部皮肤变薄而干燥，甚则延至会阴、肛门部，且瘙痒难忍，或溃疡流水，或皮肤干枯、萎缩，且大阴唇变平、小阴唇变小者，称为"女阴白斑"，又称为"慢性外阴营养不良症"。

外阴皮肤明显萎缩，弹性差，且有白色斑块，但白斑中央呈现红色小点者，为原发性外阴萎缩。

外阴白斑周围皮肤有明显的色素沉着，为外阴白癜风。

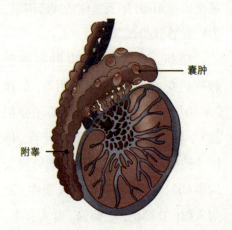

囊肿

附睾

正常外阴皮肤　　　外阴白斑者外阴皮肤

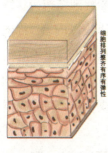
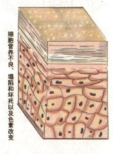

细胞排列整齐有序有弹性

细胞营养不良、塌陷和坏死以及色素改变

女阴白斑

阴部一侧或两侧生疮，大小不等，形如蚕茧，灼热疼痛，破溃后脓血淋漓者，称为"阴疮"，又称为"阴蚀"。

外阴皮肤呈红斑性皮炎者，为核黄素（维生素 B_2）缺乏症。

外阴可触及不规则的硬性结节，表面溃烂呈菜花状，很可能是患了外阴癌。女子阴部肿胀，称为"阴肿"。肿胀不痛者，为水肿之重症。

外阴有溃疡，其周边组织肿胀，伴有压痛，可能是单纯性外阴溃疡；如果外阴与咽喉溃疡，并伴有目赤症，称为"狐惑"，现代医学称为"白塞氏综合征"。外阴部溃疡，边缘不齐，呈锯齿状，可见于软下疳，分泌物涂片检测可见革兰染色的链杆菌感染。

外阴溃疡的颜色呈污黄色或灰黑者，为急性外阴坏疽性溃疡。

阴部与阴道瘙痒难忍，有灼热感者，称为"妇人阴痒"。若阴中奇痒刺痛，带下量多，色黄如脓，或呈泡沫样、米泔水样者，称为"阴匿"。

望后阴

后阴就是肛门，又称魄门，上接直肠，主司排泄大便。大肠包括回肠与直肠两个部分，肛门便与之共同完成传送糟粕，即所谓"传道"的任务。因为它直接与胃、小肠、大肠相通，所以也能反映身体一些情况。不过，在人体之中，它地处偏僻，望诊诸多不便，因此，欲知气血之盈亏、脏腑之盛衰而望肛门，实未之闻。至于它局部有了病变，就非认真检查不可。这就是专设立后阴部望诊一节的意义所在。

肛门望诊方法

望肛门必须取合适的体位，一般可采取侧卧位，请患者向左侧或向右侧身而卧，双腿尽量向前屈曲，身体蜷成一团，让臀部充分暴露。如果患者过于矮小或肥胖，则以膝胸位为宜，即跪伏在诊床上，胸部贴近床面，臀部尽量抬高。无论侧卧位还是膝胸位，都应让光源对着肛门。

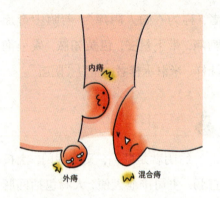

内痔

外痔　　混合痔

肛门望诊的相关疾病

望肛门时要注意是否有肿物、裂纹、瘘管，是否红肿、溃烂，有没有血或脓，只凭望诊，一般可以发现下面几种常见的病症。

◆ 肛痈

又称肛周脓肿，肛门周围皮肉红肿、疼痛，溃破后流出黄色稠厚而带粪臭味的脓液，由局部感染所引起。中医认为，此病由于湿热下注大肠，蕴阻肛门，或肛门破损染毒，致经络阻塞，气血凝滞而成。

◆ 痔疮

痔疮又叫痔核，肉眼看来是长在肛门部的肉疙瘩，小的如黄豆大，大的可比蚕豆或黑枣大，数量一个到数个不等，大小不一。痔疮通常有3种

类型：内痔、外痔和混合痔。这是根据肛门处的一个重要解剖结构齿状线来区分的。生于齿状线以内者，称内痔；生于齿状线以外，或突出于肛门外者，称外痔；如齿状线上、下方均有痔核突出，并连成一体，则称为混合痔。

内痔一般没有疼痛症状，唯一的表现就是大便后便血，颜色鲜红，出血似滴状，也可呈喷射状。

外痔以发痒、胀痛、有异物感为主要症状。在肛门边缘可以触摸到隆起的软性肿物，大便后，肛门处的粪便不易擦干净；劳累或大便干燥时，便后肛门处有不适、疼痛，但无出血现象。

混合痔表现为大便时经常有肿物脱出于肛门外，便后还纳一部分，伴有少量出血，肛门潮湿，有分泌物污染内裤，肛门缘可摸到软性肿物。

痔疮多由肠中湿热蕴结或血热肠燥，肛门部血脉瘀滞所致。

◆ 肛裂

肛门周围折纹的皮肤全层裂开，并形成慢性感染性溃疡，好发于肛门后部。多因血热肠燥，大便干结，努力排便而致肛管皮肤破裂。

肛裂一般分为初期肛裂和陈旧性肛裂。如果排便时肛门部有刺痛感，同时伴有滴血，血色鲜红，量不多，用手分开肛门，可看见放射状裂口，则为初期肛裂。如果初期肛裂经久不愈，经常发作，便后疼痛时间延长，呈周期性和间歇性，大便排出困难，肛门部裂口加深并有外痔，那就是患了陈旧性肛裂。

◆ 脱肛

直肠或直肠黏膜组织自肛门脱出，轻者便时脱出，便后回缩；重者脱出而不能自行回，用手慢慢回纳，脱出物送进肛门后，肛门部变得平整。本病多由中气不足、脾虚中气下陷所致，治疗多采用补中益气升提之法。临床上的脱肛主要包括痔疮脱肛和直肠黏膜脱垂两种。

◆ 肛瘘

肛瘘由肛门直肠周围生脓肿或痔疮破溃后久不敛口，外流脓水，经久不愈而演变形成瘘管，其内口与直肠相通，外口露于臀部皮肤上。瘘管长短不一，或通入直肠，局部痒痛，缠绵难愈。故一旦发生肛瘘，早期进行诊治极为重要。

肛门疾病的预防

饮食和肛肠疾病息息相关。常言道"病从口入""病人不忌嘴，医生跑断腿"。饮食相宜，有益身体健康。

饮食关系到各个方面，人的年龄、体质、季节气候、地域的不同饮食有差异，因此，应做到因人、因时、因地、因病饮食。饮食的选择搭配应符合肠道的受纳、承接、传递、排泄的正常规律需要，才能保持健康的下消化道排空系统。

嗜食麻、辣之物，久之，肠内易化热毒，毒气蓄积或素有体内湿热，或阴虚火旺，或遇秋天燥，与肛内浊气、气血互结，藏而不泄，生成赘生物。又可使肛管红肿疼痛，形成肛窦炎、肛裂、便秘。过食生冷之物，而生冷挟有寒湿之邪，其性黏滞，易凝聚气血，收引脉管，使血脉曲张突起，形成痔疮。

第八节　望体表

望皮肤

皮肤为一身之表，内合于肺，卫气循行其间，有抵御外邪、保护机体的作用，脏腑气血亦通过经络而外荣于皮肤。因此，望皮肤可了解邪气的性质和气血津液的盛衰，测知内在脏腑的病变，判断疾病的轻重和预后。望皮肤应注意观察皮肤的色泽、形态变化。

正常人皮肤颜色均匀，荣润有光泽，含水分充足，水油分泌平衡；肤质细腻有光泽，光滑有弹性。这些是精气旺盛、津液充沛的征象。正常皮

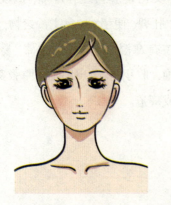

肤还应该对外界刺激反应正常，无皮肤病。常见异常表现如下。

皮肤色泽异常

皮肤色泽亦可见五色，与五色诊法基本相同，其常见而有特殊意义者，为皮肤发黄、发赤、发黑和发白。

◆ 皮肤发黄

面目、皮肤、爪甲俱黄者，为黄疸。紫外线照射、长期熬夜、睡眠不足等也会引起皮肤发黄。临床上常见的还有肝病面容，指由于肝脏疾病如肝硬化引起的皮肤发黄。

◆ 皮肤发赤

（1）丹毒

皮肤突然鲜红成片，色如涂丹，边缘清晰，灼热肿胀。因发生部位不同，名称有别。发于头面者，名"抱头火丹"；发于小腿足部者，名"流火"；发于全身、游走不定者，名"赤游丹"。

（2）流行性出血热

以发热、出血、充血、低血压休克及肾脏损害为主要临床表现，眼球结膜充血，面部、颈、胸部皮肤发红，压之褪色。

◆ 皮肤发黑

皮肤黄中显黑，黑而晦暗，称为"黑疸"。多见于黄疸病后期，多由劳损伤肾所致。全身皮肤发黑，亦可见于肾阳虚衰患者。

◆ 皮肤发白

（1）白癜风

局部皮肤出现点状、片状的乳白色改变，大小不等，边界清晰，称为"白驳风"或"白癜风"。

（2）白化病

由于缺乏黑色素的保护，患者皮肤对光线高度敏感，日晒后容易出现各种晒斑和光感性皮炎，全身皮肤呈乳白色或粉红色，毛发变为淡白色或淡红色。

皮肤形态异常

◆ 皮肤干枯

皮肤干枯无华，甚至皲裂、脱屑。临床上常见于干燥综合征、鱼鳞病等。

◆ 肌肤甲错

皮肤发生局限性或广泛性干枯粗糙，状若鱼鳞。多由血瘀日久，肌肤失养所致。

◆ 肌肤肿胀

皮肤水肿有阳水与阴水之分。阳水以肿起较速，眼睑、颜面先肿，继则遍及全身为特征，多由外感风邪，肺失宣降所致；阴水以肿起较缓，下肢、腹部先肿，继则波及颜面为特征，多由脾肾阳衰，水湿泛溢所致。临床上常见于心力衰竭、下肢静脉血栓、肾功能不全等疾病。

◆ 肌肤角化

毛周角化病是一种遗传性毛囊角化异常性皮肤病，也称毛发苔藓，俗称"鸡皮病"。好发于青少年，冬季最明显。一般无自觉症状，对全身健康无影响，成年期后有所改善。

皮肤常见病症

◆ 斑疹

斑、疹均为全身性疾病表现于皮肤的症状，两者虽常常并称，但实质有别。

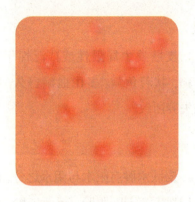

（1）斑

斑为局限性皮肤色素改变性损害，是指皮肤出现的深红色或青紫色片状斑块，平铺于皮下，抚之不碍手，压之不褪色。

白斑为风邪搏结、气血失和所致，见于白癜风等病。黑斑多为肝郁气滞、肾气不足所致，见于黄褐斑、雀斑、黑变病等病。红斑为热邪所致，见于固定红斑型药疹、火激红斑等病。紫斑为气滞血瘀所致，见于冻疮、多形红斑、紫癜等病。若表现为斑点成片，或红或紫，平铺皮下，为阳斑；若表现为斑点大小不一，色淡红或紫暗，隐隐稀少，发无定处，但不见于面、背部，出没无常，为阴斑。

（2）疹

疹为高出皮面的较小的界限性实质性损害，指皮肤出现红色或紫红色的粟粒状疹点，高出皮肤，抚之碍手，压之褪色。常见于麻疹、风疹、瘾疹等病。

①麻疹：麻疹为儿童常见的一种急性发疹性传染病，多由感受时邪疫毒所致。表现为出疹前先有发热恶寒，咳嗽喷嚏，鼻流清涕，耳根冰冷；或耳后有红丝出现，3~4天疹点出现于皮肤，从头面到胸腹、四肢，色如桃红，形如麻粒，尖而稀疏，2~5天出全；然后按出疹顺序逐渐回隐，留下棕褐色斑状色素沉着，并有糠麸脱屑。

②风疹：风疹是一种较轻的发疹性传染病。初起类似感冒，发热1~2天后，皮肤出现淡红色斑丘疹，皮疹先于面部出现，继而波及全身，瘙痒不已。因皮疹细小如沙，故称。

③瘾疹：瘾疹是一种以皮肤丘疹为特征的皮肤病，表现为皮肤突然出现大小不等、形状不一、边界清晰的红色或苍白色丘疹，并表现出剧烈瘙痒，抓挠后丘疹增大、增多，发无定处，骤起骤退，退后不留痕迹，且具有反复发作的特点。

◆ 水疱

水疱是指皮肤上出现的成簇或散在性小水疱，可有白痦、水痘、热气疮、缠腰火丹、湿疹等。

（1）水痘

小儿皮肤出现粉红色斑丘疹，很快变成椭圆形的小水疱，其后结痂，常伴发热。其疱疹特点为顶满无脐，晶莹明亮，浆液稀薄，皮薄易破，大小不等，分批出现。属儿科常见传染病。

（2）白痦

暑湿、湿温患者皮肤上出现的一种白色小疱疹，晶莹如粟，高出皮肤，擦破流水，又称白疹。

（3）热气疮

口唇、鼻孔周围、面颊及外阴等皮肤黏膜交界处，出现针头至绿豆大小的、成簇的水疱，灼热瘙痒，溃后结痂。

（4）缠腰火丹

多见于一侧腰部或胸胁部，初起皮肤灼热、刺痛，继之出现粟米至黄豆大小的成簇的水疱，排列如带状，局部刺痛。

（5）湿疹

周身皮肤出现红斑，迅速形成丘疹、水疱，破后渗液，出现红色、湿润之糜烂面。

◆ 疮疡

疮疡是指各种致病因素侵袭人体后引起的体表化脓性疾病，主要有痈、疽、疔、疖等。

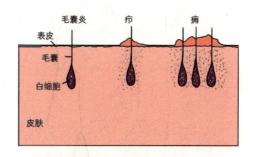

（1）痈

红肿高大，根盘紧束，焮热疼痛。具有未脓易消、已脓易溃、疮口易敛的特点。

（2）疽

发于皮肤与肌肉之间，初起局部有粟粒样脓头，焮热、红肿、胀痛，易向深部及周围扩散，脓头相继增多者，称为"有头疽"，属阳证。而漫肿无头，皮色不变，无热少痛，具有难消、难溃、难敛及溃后易伤筋骨等特点者，称为"无头疽"，属阴证。

（3）疔

形小如粟，根深坚硬，状如钉丁，麻木疼痛，多发于颜面和手足等处。因竹木刺伤，或感受疫毒、疠毒、火毒等邪所致。

（4）疖

形小而圆，根浅局限，红肿不甚，容易化脓，脓溃即愈。由外感火热毒邪，或湿热蕴结所致。

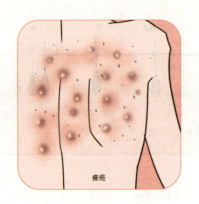

痤疮

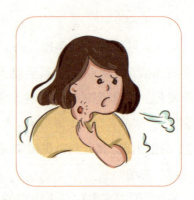

◆ 痤疮

颜面、胸、背等处生丘疹如刺，可挤出白色碎米样粉汁者，又称"粉刺""青春痘"及"暗疮"等。多由肺经风热阻于肌肤所致；或由青春之体，阳热较盛，劳汗当风，风寒之邪与阳热相搏，郁阻肌肤所致。

望淋巴结

《外科正宗·瘰疬论》中说："夫瘰疬者，有风毒、热毒、气毒之异，又有瘰疬、筋疬、痰疬之殊。"中医称颈部肿大的浅表淋巴结为瘰疬。正常情况下，4~8岁小儿可在颈部发现细小、质软的浅表淋巴结，成人也可在颌下和腹股沟发现细小、质软的浅表淋巴结。

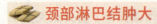 颈部淋巴结肿大

颈部淋巴结肿大可见于急性扁桃体炎、慢性扁桃体炎、咽炎、牙龈及牙槽感染、复发性口疮、腮腺炎等感染性疾病。

耳前淋巴结肿大

耳前淋巴结肿大大多为同侧眼、脸、耳、腮腺等所属引流区域的炎症，也有可能是恶性淋巴瘤的表现。

锁骨上窝淋巴结肿大

左侧锁骨上窝淋巴结肿大，常见于腹部脏器病变，尤其是癌症，如胃癌、肠癌等的淋巴转移。

右侧锁骨上窝淋巴结肿大，常见于胸腔脏器病变，尤其是癌症，如肺癌、食管癌等的淋巴转移。

任何一侧锁骨上窝淋巴结肿大，也有可能是同侧乳腺癌的腋窝淋巴转移之后的第二站转移表现。

颈侧胸锁乳突肌上群淋巴结肿大

颈侧胸锁乳突肌上群淋巴结肿大常见于鼻咽癌或其他口、咽、腮部的恶性肿瘤，如扁桃体癌、喉癌、舌癌、口腔癌、腮腺癌的淋巴转移；明显肿大时可上达耳前后，望诊可见该处浅表淋巴结融合肿大，呈包块状。

腋窝淋巴结肿大

腋窝淋巴结肿大常见于上肢或其附近区域的感染，以及乳腺癌同侧的淋巴转移。

腹股沟淋巴结肿大

腹股沟淋巴结肿大常见于下肢或会阴部感染、丝虫性淋巴管炎、恶性淋巴瘤等。

淋巴结肿大伴发热

感染：如扁桃体周围脓肿、蜂窝织炎、艾滋病、弓形虫病、风疹、EB病毒或衣原体感染等。

肿瘤：如淋巴瘤、急性白血病、各种转移癌等。

风湿病及其他疾病：如类风湿性关节炎、系统性红斑狼疮、结节病等。

淋巴结肿大伴消瘦、肝脾肿大

淋巴结肿大伴消瘦、肝脾肿大多见于慢性淋巴细胞白血病，肿大的浅表淋巴结常见于颈部，淋巴结较硬，无粘连，无压痛。

望水肿

《金匮要略》中称水肿为"水气"，按病因、病证分为风水、皮水、正水、石水、黄汗五类；又根据五脏证候分为心水、肺水、肝水、脾水、肾水。元代《丹溪心法·水肿》将水肿分为阴水和阳水两大类，指出："若遍身肿，烦渴，小便赤涩，大便闭，此属阳水。""若遍身肿，不烦渴，大便溏，小便少，不涩赤，此属阴水。"这一分类方法至今仍对临床辨证有着重要的指导意义。

正常皮肤的弹性较好，表面光滑，润泽度高，皮肤血液循环正常，色泽良好，有丰富的皮下脂肪，没有液体潴留、粗大毛孔、肿胀和皮疹等。

炎症性水肿

炎症性水肿一般在急性炎症区域都有，红、热、痛是急性炎症的特征，水肿液中含有大量蛋白与炎性细胞。

静脉阻塞性水肿

静脉阻塞性水肿常由于肿瘤压迫、肿瘤转移形成的静脉血栓、血栓性静脉炎等引起，其发生部位和持续时间会影响水肿的程度与预后。

淋巴性水肿

淋巴性水肿是由于淋巴回流受阻所致的水肿，可分为原发性与继发性。水肿可发生在一侧下肢，发生水肿的皮肤表面粗糙，有明显的色素沉着。

血管神经性水肿

血管神经性水肿好发于面部，呈圆形或椭圆形隆起的肿块，病情发展迅速，消退较快。

静脉曲张引起的水肿

静脉曲张是由于先天性血管壁膜比较薄弱或长时间维持同一个姿势

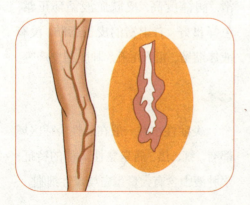

而很少转换，血液蓄积于下肢，在日积月累的情况下破坏静脉瓣膜而导致静脉压过高，使血管突出于皮肤表面的症状，可伴有双下肢水肿。

变态反应性水肿

变态反应性水肿包括血管神经性水肿，患者往往有过敏史，水肿多突然发生，一般对症治疗后，水肿迅速消退。

心源性水肿

心源性水肿指首先发生于身体低垂部位的水肿，常从下肢逐渐遍及全身，严重时可出现腹水或胸水，常伴有心脏病病史和体征。

肾源性水肿

肾源性水肿指水肿多从眼睑、颜面部开始，多伴有尿液的异常变化（如血尿、蛋白尿等），可见于肾小球肾炎、肾病综合征等。

肝源性水肿

肝硬化患者在腹水出现前常有下肢轻度水肿，首先发生于足踝部，逐渐向上蔓延。头面部与上肢常无水肿。严重时可出现腹水、胸水。

营养不良性水肿

慢性消耗性疾病、长期营养缺乏、蛋白质丢失性胃肠病、重度烧伤等所致的低蛋白血症和 B 族维生素缺乏症等，均可引起营养不良性水肿。

特发性水肿

特发性水肿主要表现在身体低垂部位，多见于成年肥胖妇女，常与情感、精神变化有关，伴疲倦、头昏、头痛、焦虑、失眠等神经衰弱的表现。

黏液性水肿

黏液性水肿多见于甲状腺功能减退，当病情严重时，由于皮肤被黏蛋白和黏多糖浸润，则产生特征性的非凹陷性水肿，常发生在颜面部和胫骨前。

药物性水肿

应用某些药物后可引起水肿，其特点为用药后出现轻度水肿，停药后逐渐消退。较常见的药物为肾上腺皮质激素、雌激素、胰岛素和部分降压药等。

经前期紧张综合征引起的水肿

经前期紧张综合征的特点为月经前 7~14 天出现眼睑、踝部及手部的轻度水肿，可伴有乳房胀痛与盆腔沉重感，月经结束后排尿量增加，水肿与其他神经官能症症状逐渐消退。

妊娠性水肿

妊娠性水肿指妊娠后半期，孕妇常出现双下肢轻度水肿，休息后减轻，多属生理性水肿。

硬皮病引起的水肿

硬皮病早期可表现为皮肤肿胀，为非凹陷性水肿，皮肤变得肥厚，硬度增加，从手足逐渐发展到颈、面及躯干部；后期皮肤逐渐萎缩变薄，并会有肺、心、肾等多器官的改变。

皮肌炎引起的水肿

皮肌炎引起的水肿可出现在眼眶周围、颜面部和四肢等，皮肤多有弥漫性斑点状红斑、荨麻疹及结节性红斑等。

老年性水肿

老年性水肿是指老年人在无重

要器官疾病或功能异常的情况下出现的水肿。

高温性水肿

高温性水肿指由于温热使体表血管扩张，血流量增加，引起毛细血管滤过压增高而发生的水肿，经降温或秋凉后，水肿可自行消失。多见于女性，水肿发生于夏季或高温环境下，可反复多年。

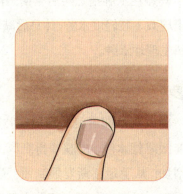

贫血性水肿

贫血性水肿指贫血导致血浆胶体渗透压降低，血管内的水分渗透进组织间隙，从而出现水肿的情况，通常伴有乏力、精神不振、脸色苍白等症状。

肥胖性水肿

肥胖性水肿指肥胖者常因皮下脂肪组织积聚增多，对浅静脉的支撑作用减轻，血管扩张，下肢静脉压升高，血液淤积，导致血液与组织液回流受影响而导致的水肿。水肿一般随肥胖的消失而消失。

望体表肿物

体表肿物当属中医"瘤""岩"范畴。瘤是瘀血、痰滞、浊气停留于机体组织间而形成的结块。其临床特点是局限性肿块，多发生于体表，发展极慢，一般没有自觉症状。

"瘤"的名目很多，《灵枢》中有"筋瘤""肠瘤""脊瘤""肉瘤"等。其中内脏肿瘤，后世文献多将其归属于"癥瘕"范畴。关于发生于体表的肿瘤，《医宗金鉴·外科心法要诀》中将其分为六种，即气瘤、血瘤、筋瘤、肉瘤、骨瘤、脂瘤。

"岩"是发生于体表的恶性肿物的统称，为外科疾病中最凶险者。因其质地坚硬，表面凹凸不平，形如岩石而得名。其临床特点是多发于中老年人，局部肿块坚硬，高低不平，皮色不变，推之不移，溃烂后如翻花石榴，色紫、味恶臭，疼痛剧烈，难于治愈，预后不良，故有"绝症"之称。

望体表肿物时应注意观察肿物

大小、质地、边缘、活动度、所在部位及其与周围组织的关系。正常人体表皮肤无异常突起、肿物，偶有浅表淋巴结生理性肿大，一般较小且不显著突出。

血管瘤

中医称血瘤。常见的有毛细血管瘤和海绵状血管瘤。因先天禀赋不足，胎火妄动，血行失常，以致气滞血瘀、脉络凝聚而成，是体表血络扩张、纵横丛集而形成的肿瘤。可发生于身体任何部位，大多数为先天性。其特点是病变局部色泽鲜红或暗紫，或呈局限性柔软肿块，边界不清，触之如海绵状。

神经纤维瘤

中医称气瘤，是指发生于皮肤间的多发性肿瘤。其特点是肿块质地柔软而有弹性，宛如气在瘤中，挤压后随手弹起，故名。

下肢静脉曲张

中医称筋瘤。由于长期从事站立负重工作，劳倦伤气导致；或多次妊娠，气滞血瘀，筋脉纵横，血壅于下，而结成筋瘤；或因外伤筋脉，瘀血凝滞，阻滞筋脉络道而成。以筋脉色紫、盘曲突起如蚯蚓状、形成团块为主要表现。

皮脂腺囊肿

中医称脂瘤，又称粉瘤。因痰湿蕴阻或湿热蕴结于皮肤之间，郁结不散，久而成瘤。肿物生长缓慢，可长期存在。

皮样囊肿

中医称发瘤。由于胎中积热、瘀血、痰浊凝滞肌肤，积久成形所致。其内含皮脂、毛发，大多出生时即有，好发于头面、颈、胸和背部正中线，以枕部、眼周更为常见，也可见于骶骨部、会阴部及阴囊等处。

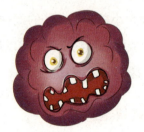

舌下腺囊肿与口腔黏液腺囊肿

中医称痰包。由痰湿流聚于口舌所致。可在口腔或舌下病变部位有异物结滞感或轻微胀感；痰包较大时，可影响言语、饮食；痰包破裂后会流出黏液，但不久又复发。

皮肤原位癌

皮肤原位癌多因火毒外侵，脾失健运，痰湿内生，气血凝滞，以致火毒、痰瘀积聚，阻于皮肤而成。其临床以边缘清楚的稍隆起的斑片，伴有褐色或黑色角质性结痂，剥离后基底呈颗粒状，消退后遗留萎缩性瘢痕为特征。

基底细胞癌

基底细胞癌多因火毒痰浊凝结，气滞血瘀，阻于皮肤而成，是一种发展缓慢的低度恶性肿瘤。其临床特征为黄豆大小的、有光泽的蜡样结节，继则形成中心溃疡，周围绕以珍珠样隆起边缘的斑块。

鳞状细胞癌

鳞状细胞癌多由痰湿凝结，气阴两虚，或强烈日晒，长期受煤焦油刺激而致。其临床以初起结节坚硬，边缘高起，中有角质，状如鱼鳞，不易剥离，发展快，易转移为特征。

脂肪肉瘤

脂防肉瘤多由痰湿凝结，气血凝滞而致，是一种较常见的软组织肿物。其临床以皮下弥漫性肿胀，逐渐形成结节状、分叶状死块为特征。大多发展缓慢，局部切除后极易复发。

卡波西肉瘤

卡波西肉瘤多由脾失健运、痰湿内生、气滞血瘀、痰瘀凝聚而致，是一种较少见的恶性肿瘤。其临床以多发性深红色或蓝红色结节，常伴有肢体水肿，并可导致溃疡为特征。

颈部肿块

颈部肿块可见颈前正中线上有圆形、光滑、边界清楚的肿物，可随吞咽上下活动，为甲状腺舌管囊肿；下颌角后侧、下方或胸锁乳突肌前面的肿物和瘘管，为腮裂囊肿与瘘管；婴幼儿颈部囊性肿物，肿物大小不定，

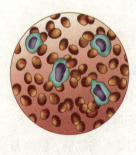
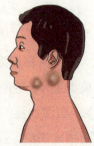

柔软如水囊，并随年龄增长而渐长，为囊状淋巴管瘤；颈部甲状腺弥漫性肿大，无自觉症状，为单纯性甲状腺肿大；甲状腺弥漫性肿大，可见大小不等的多个结节，甲状腺功能大多正常，为结节性甲状腺肿；单侧甲状腺肿大，表面凹凸不平，伴有颈部淋巴结肿大，可见于甲状腺癌。

淋巴结肿大

淋巴结肿大可见于慢性淋巴结炎、结核性淋巴结炎、淋巴瘤、恶性肿瘤转移。颈部淋巴结转移可以是来自头颈部的恶性肿瘤，也可以是来自胸部、腹部、生殖系统和四肢的恶性肿瘤。

腹壁肿物

上腹部疼痛，可触及一肿块，见于白线疝；脐部见一可回纳的肿块，为脐疝；用力弯腰、咳嗽、呕吐后感下腹疼痛，可触及包块，见于腹直肌鞘内血肿；腹股沟部有一突出肿物，有微胀感，不痛，为腹股沟斜疝；腹股沟部的内侧和耻骨结节上方见有一半球形肿物，为腹股沟直疝；大腿根部卵圆窝处可触及柔软的圆形肿物，为股疝；下腹不适，伴有微胀感，渐渐出现一肿块，不痛，只是行走时似有一物顶着，为腹股沟部寒性脓肿。

体表肉瘤

体表肉瘤指体表常见的软组织肉瘤，有纤维肉瘤、脂肪肉瘤、横纹肌肉瘤、滑膜肉瘤、脉管肉瘤等。

皮下结节

皮下结节指皮下非肿瘤性肿瘤样硬结，是某些病变与皮下增生性反应，如结节性红斑、硬结性红斑、风湿结节、药物注射硬结、皮下组织囊虫病等。

第四章

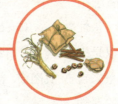

望舌

第一节　中医舌诊的发展

舌诊，又称望舌，是望诊的主要内容之一，通过对舌苔、舌质的观察，从而了解病变所在，据此辨证论治。它是随着祖国医学的发展而逐步形成的一种独特的诊断方法，既是中医诊断学的重要组成部分，也是中医诊断疾病的重要依据之一。几千年来，舌诊已成为祖国医学的特色之一，成为中医临证的常规检查方法。

我国殷代的甲骨文中，早已有"贞疾舌"的记载，其中就包含诊断病舌的意思，是最早的舌诊资料。到了汉唐时期，东汉张仲景创造了"舌苔"一词，并确立舌诊作为辨证论治的依据。经过历代对舌诊的发展，明代王肯堂在临床实践中对舌与脏腑经络密切联系的认识的基础上，首先提出了脏腑在舌面上还有各自的分属区域。而我国最早的一本专门谈论舌诊的著作则要数《金镜录》，此舌诊专著集众人之所长，论及辨伤寒舌诊十二首，并附有舌象图十二幅，为论舌的第一部专著。这也是世界上最早的舌诊专书。可惜，此书今已失传。

元至正元年（公元1341年），医家杜清碧在《金镜录》的基础上，又增补了24幅舌象图，合成36图，并列载方治于图下，撰成《敖氏伤寒金镜录》流传至今，为现存最早的验舌专著。

至明清时期，舌诊得到广泛的应用。16世纪之后，舌诊在外感热病辨证中得到突飞猛进的发展，也出现了众多舌诊专著，如申斗垣的《伤寒观舌心法》，书中将舌诊图谱增加到137幅；张登在《伤寒舌鉴》中又将舌诊图谱改为120幅。

新中国成立后，诸多专家学者对舌诊进行了一系列的研究工作，取得一定成绩。有关舌诊的专书有北京中医学院编著的《中医舌诊》与《舌苔图谱》，还有陈泽霖和陈梅芳所著的《舌诊研究》。

第二节　舌的形态结构与舌诊原理

 ## 舌的形态结构

舌是口腔中的主要器官之一，它附着于口腔底部、下颌骨、舌骨，是由许多纵横交错的横纹肌组成的肌性器官。

舌的上面称为舌背，中医称为舌面；舌的下面称为舌底。舌体的前端称为舌尖；舌体的中部称为舌中；舌体的后部、人字形界沟之前，称为舌根；舌体两侧称为舌边。舌体的正中有一条不甚明显的纵行皱褶，称为舌正中沟。当舌上翘时，可看到舌底，舌底正中线上有一条连于口腔底的皱襞，称为舌系带。舌系带终点两侧各有一个小圆形突起，称为舌下肉阜，皆有腺管开口，中医称左侧为金津，右侧为玉液，是胃津、肾液上潮的孔道。

舌背表面上覆盖着黏膜，薄而透明，舌背黏膜粗糙，有许多突起，称为舌乳头。根据舌乳头的不同形态，可分为丝状乳头、蕈状乳头、轮廓乳头和叶状乳头四种。其中丝状乳头和蕈状乳头与舌象的形成有着密切联系，轮廓乳头、叶状乳头与味觉有关。

 ## 舌诊原理

脏腑经络联系于舌

舌与脏腑主要通过经络构成联系。在脏腑中，尤以心和脾胃与舌的关系最为密切。因心主血脉，而舌的脉络丰富，心血上荣于舌，故人体气血运行情况可反映在舌质的颜色上。心主神明，舌体的运动又受心神的支配，因而舌体运动是否灵活自如，语言是否清晰，与神志密切相关，故舌可以反映心、神的病变。舌为脾之外候，足太阴脾经连舌本、散舌下，舌居口中，司味觉。中医学认为，舌苔由胃气熏蒸谷气上承于舌面而成，与脾胃运化功能相应。舌体依赖气血充养，所以舌象能反映气血的盛衰，而与脾主运化、化生气血的功能直接相关。此外，其他脏腑组织，通过经络沟通，也直接或间接地与舌产生联系。脏腑一旦发生病变，舌象也会出现相应变化。所以，舌可以作为观察体内脏腑气血盛衰变化的窗口。

舌面的脏腑分候

脏腑的病变反映于舌面，具有一定的分布规律。对此，古代医籍有不同的划分记载，具体划分方法有 3 种。

◆ 以五脏来划分

各家学说略有不同，但比较一致的观点是，舌体应内脏。从生物全息律的观点来看，舌近似于人体脏腑的整体缩影。心肺居上，故舌尖主心肺；脾胃居中，故舌中部主脾胃；肾位于下，故舌根部主肾；肝胆居躯体之侧，故舌边主肝胆，左边属肝，右边属胆。

◆ 以胃经来划分

舌尖属上脘，舌中属中脘，舌根属下脘。此法适用于胃病的诊断。

◆ 以三焦来划分

舌尖属上焦（心肺），舌中属中焦（脾胃），舌根属下焦（肝肾）。此法适用于温热病的诊断。上述舌面分布理论，说明内脏病变在舌象变化方面有一定的规律，是历代医家临床经验的总结，具有一定的参考价值，但不可过于机械与拘泥；应四诊合参，结合全身其他症状，综合分析。

气血津液充养于舌

舌为血脉丰富的肌性器官，有赖于气血的濡养和津液的滋润。舌体的形质和舌色，与气血的盛衰和运行状态有关。舌苔和舌体的润燥与津液的盈亏有关。舌下肉阜有金津、玉液，中医学认为，唾为肾液、涎为脾液，皆为津液的一部分，其生成、输布离不开脏腑功能，尤其与肾、脾、胃等脏腑密切相关，所以通过观察舌体的润燥，可判断体内津液的盈亏与病邪的寒热性质。

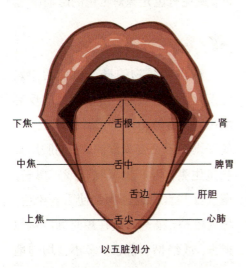

以五脏划分

第三节 舌诊的方法和注意事项

 ## 舌诊的方法

望舌时，医师姿势可略高于患者，以便俯视口舌部位。患者可以采取坐位或仰卧位，头略昂起，尽量张口，自然地将舌伸出于口外，舌体放松，舌尖略向下，舌面平展，使舌体充分暴露。望舌顺序是先看舌尖，再看舌中、舌边，最后看舌根部。由于舌质的颜色易变，伸舌较久则可随血脉的运行变化而使舌质色泽失真，而舌苔覆盖于舌体上，一般不会随观察的久暂而变化。因而望舌应当先看舌质，再看舌苔；然后根据舌质、舌苔的基本特征，分项察看。

舌诊以望诊为主，为了使诊断更加准确，必要时还须结合闻诊、问诊和扪、摸、揩、刮等方法进行全面诊察。此外，还可以询问患者舌上味觉的情况，舌体是否有疼痛、麻木、灼辣等异常感觉，舌体运动是否灵活等，以协助诊断。

 ## 舌诊的注意事项

为了使舌诊所获得的信息更准确，必须注意排除各种操作因素所造成的虚假舌象。望舌时应注意以下几点。

光线的影响

望舌以白天充足而柔和的自然光线为佳，如在夜间或暗处，用白色日光灯为好；光线要直接照射到舌面，避免有色光源对舌色的影响。

饮食或药物的影响

饮食或药物的摄入可使舌象发生变化。如进食后，由于食物的反复摩擦，使舌苔由厚变薄；饮水后，可使干燥的舌苔变为湿润。长期服用某些抗生素，可产生黑腻苔或霉腐苔。摄入某些食物或药物会使舌苔染色，称为染苔。染苔一般在短时间内自然退去，或经揩舌除去，多不会均匀地附着于舌面，且与病情亦不相符。如有疑问时，可询患者饮食、服药等情况以进行鉴别，慎勿误认。遇到舌的苔质与病情不符，或舌苔突然发生变化时，应考虑近期的饮食或服药等情况。

口腔的影响

牙齿残缺，可造成同侧舌苔偏厚；镶牙、牙床不规整，可使舌边留有齿痕；睡觉时张口呼吸，可使舌苔增厚、干燥等。这些因素所致的舌象异常不能作为病理征象，临床上应仔细鉴别，以免误诊。

伸舌姿势的影响

伸舌时，舌体蜷缩，或过度用力，或伸舌时间过长，均会影响舌体血液运行而引起舌色改变，或导致舌苔紧凑变样，或舌苔干湿度发生变化。

第四节　舌诊的内容、正常舌象和生理性变异

舌诊的内容

舌诊的内容主要包括望舌质和望舌苔两方面。舌质，即舌体，是舌的肌肉脉络组织，为脏腑气血之所荣。望舌质包括舌的神、色、形、态四个方面，以察脏腑虚实、气血盛衰。舌苔是指舌面上附着的一层苔状物，由胃气上蒸所生。望舌苔包括诊察苔质和苔色两个方面，以察病位浅深、病邪性质、邪正消长。舌诊时，必须全面观察舌质与舌苔，综合分析，才能做出正确诊断。

正常舌象

正常舌象简称"淡红舌、薄白苔"，具体如下。

舌体柔软，运动灵活自如，颜色淡红而红活鲜明，其胖瘦、老嫩、大小适中，无异常形态。舌苔薄白润泽，颗粒均匀，薄薄地铺于舌面，揩之不

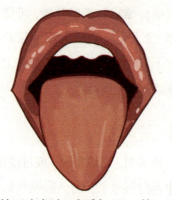

去，其下有根与舌质如同一体，干湿适中，不黏不腻等。

舌诊的生理性变异

正常舌象受内、外环境变化的影响，可产生生理性变异。因此，在掌握正常舌象基本特征的前提下，了解舌象生理性变异的特征、原因及其在健康人群中的分布，才能知常达变，避免误诊。

年龄、性别因素：年龄是舌象生理性变异的重要因素之一。例如，儿童阴阳稚弱，脾胃功能尚弱，生长发育速度很快，往往处于代谢旺盛而营养相对不足的状态，故舌多淡嫩，舌苔偏少易剥；老年人气血常常偏虚，脏腑功能减退，舌色多暗红。舌象一般与性别无明显关系，但女性受月经周期的生理影响，在经期可出现舌蕈状乳头充血而使舌质偏红，或舌尖边点刺增大，月经结束后恢复正常。

体质禀赋因素：由于先天禀赋差异，每个人的体质不尽相同，舌象可出现一些差异。临床上，肥胖之人的舌质多见胖大而色淡，消瘦之人舌体略瘦而舌色偏红。裂纹舌、齿痕舌、地图舌等，均有属于先天者，除有相应的病理表现外，一般情况下多无诊断意义。

气候环境因素：季节与地域的改变会引起气候环境的变化，导致舌象发生相应改变。在季节方面，夏季暑湿盛行，舌苔多厚，或有淡黄色；秋季燥气当令，舌苔多偏薄、偏干；冬季严寒，舌苔常湿润。在地域方面，我国东南地区气候偏湿、偏热，西北与东北地区气候偏寒冷、干燥，均会使舌象出现一定的差异。

第五节 望舌质

舌质又称舌体,是舌的肌肉和脉络等组织。舌质主要反映人体脏腑虚实、气血盛衰。望舌质分为望舌神、望舌色、望舌形、望舌态四个方面。

望舌神

舌神主要表现在舌质的荣润和灵动方面。望舌质的荣枯与能否灵活运动,以此来判断病情的进展。察舌神之法,关键在于辨荣枯。

荣舌

荣润而有光彩,表现为舌的运动灵活,舌色红润,鲜明光泽、富有生气,是谓有神,为气血充盛的表现,常见于健康人。若是患病中,虽病,也是善候。

枯舌

枯晦而无光彩,表现为舌的运动不灵活,舌质干枯,晦暗无光,是谓无神,为气血衰败的征象。病见枯舌,多属危重病证,是为恶候。

望舌色

舌色,即舌质的颜色。一般可分为淡红、淡白、红、绛、紫、青几种。除淡红色为正常舌色外,其余都是主病之色。

淡红舌

舌色白里透红,不深不浅,淡红适中,乃气血上荣之表现,说明心气充足,阳气布化,故为正常舌色。

淡白舌

舌色较淡红舌浅淡,甚至全无血色,称为淡白舌。主虚寒或气血双亏。

淡白舌按舌色的红、白比例不同,可分为两类:若舌色较正常人的略淡,但仍可见红色,说明虚证尚轻;

若舌色枯白，血色全无，口唇、牙龈均呈苍白色，则说明虚证较甚。

红舌

舌色鲜红，较淡红舌为深，称为红舌。因热盛致气血沸涌、舌体脉络充盈，则舌色鲜红，故主热证。可见于实热证或虚热证。

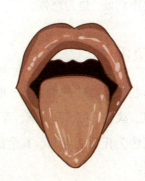

绛舌

绛为深红色，较红舌颜色更深浓之舌，称为绛舌。由于阳热亢盛，气血运行迅速，舌体脉络充盈，故舌色鲜红或绛红。

舌绛有苔，多属温热病热入营血，或脏腑内热炽盛。舌绛少苔或无苔，或有裂纹，多属久病阴虚火旺，或热病后期阴液耗损。

紫舌

舌色紫红为紫舌。由血液运行不畅，血行瘀滞所致。紫舌主病，不外寒、热之分。

青舌

舌色如皮肤暴露之青筋，全无红色，称为青舌。古书形容其如水牛之舌。由于阴寒邪盛，阳气郁而不宣，血液凝而瘀滞，故舌色发青。

舌有紫色斑点者，可能由于瘀血阻滞于某局部，或局部血络损伤所致，故常称为"瘀斑"或"瘀点"。舌色淡红中泛现青紫者，多由肺气壅滞，或气虚无力推动血液运行，血流缓慢所致；亦可见于先天性心脏病，或某些药物、食物中毒等。

舌苔舌色的细微变化，可预示身体其他部位的疾病及病情程度的轻重。可每天早上起床对镜张口吐舌"自检"，早期发现健康问题，早期处理。

望舌形

舌形是指舌体的形状，包括舌的老嫩、胖瘦、胀瘪、裂纹、点刺、齿痕等异常变化。

苍老舌

舌质纹理粗糙，形色坚敛，称为

苍老舌。不论舌色、苔色如何，舌质苍老者都属实证。

娇嫩舌

舌质纹理细腻，其色娇嫩，其形多浮胖，称为娇嫩舌。娇嫩舌多主虚证。

胀大舌

胀大舌分胖大和肿胀。

舌体较正常舌大，甚至伸舌满口，或有齿痕，称胖大舌。胖大舌多由水饮痰湿阻滞所致。

舌体肿大，胀塞满口，不能缩回闭口，称肿胀舌。肿胀舌多由热毒、酒毒致气血上壅所致。

瘦薄舌

舌体瘦小枯薄，称为瘦薄舌。一般由气血阴液不足，不能充盈舌体所致。瘦薄舌主气血两虚或阴虚火旺。

点刺舌

点，指突起于舌面的红色、白色或黑色星点。大者为星，称红星舌；小者为点，称红点舌。刺，指舌乳头突起如刺，摸之棘手的红色或黄黑色点刺，称为芒刺舌。点与刺相似，时

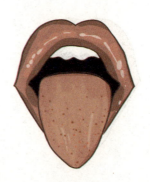

常并见，故可合称点刺舌。点刺多见于舌的边尖部分。

观察点刺的颜色，可以判断气血运行情况与病情轻重。例如，点刺色鲜红，多为血热内盛或阴虚火旺。

裂纹舌

舌面上出现各种形状的裂纹、裂沟，深浅不一，数量不等，而裂沟中无舌苔覆盖者，称裂纹舌。多由精血亏损、津液耗伤、舌体失养所致。

若生来舌面上就有较浅的裂沟、裂纹，裂纹中一般有舌苔覆盖，且无不适感觉者，称为先天性舌裂，应与病理性裂纹舌相鉴别。

齿痕舌

舌体边缘有牙齿压印的痕迹，故称齿痕舌。其多由脾虚不能运化水湿，以致湿阻于舌而舌体胖大，受牙列挤压而形成痕。所以，齿痕常与胖嫩舌

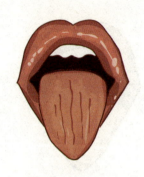

同见，主脾虚或湿盛。

　　舌淡红而嫩，舌体不大而边有轻微齿痕者，可为先天性齿痕舌，病中见之提示病情较轻，多见于小儿或气血不足者。

　　健康人中约有 0.5% 的人舌面上有纵横向深沟，即先天性舌裂，其裂纹中多有舌苔覆盖，身体无其他不适，与病理性裂纹舌不同。

望舌态

　　舌态指舌体运动时的状态。正常舌态是舌体活动灵活、伸缩自如。提示脏腑机能旺盛，气血充足，经脉调匀。常见的病理舌态有舌强硬、舌痿软、舌纵、歪斜、舌吐弄等。

舌强硬

　　舌体板硬强直，运动不灵，以致语言謇涩不清，称为强硬舌。多由热扰心神、舌无所主，或高热伤阴、筋脉失养，或痰阻舌络所致。多见于热入心包、高热伤津、痰浊内阻、中风或中风先兆等。

舌痿软

　　舌体软弱，无力屈伸，痿废不灵，称为痿软舌。多由气血虚极，筋脉失养所致。可见于气血俱虚、热灼津伤及阴亏已极等证。

舌纵

　　舌伸出于口外，内收困难，或不能回缩，称为舌纵。舌纵由舌之肌肉和经筋舒纵所致。可见于实热内盛、痰火扰心及气虚等证。

舌短缩

　　舌体紧缩而不能伸长，称为短缩舌。可由寒凝筋脉，舌收引挛缩；痰湿内阻，引动肝风，风邪挟痰，梗阻舌根；热盛伤津，筋脉拘挛；气血俱虚，舌体失于濡养温煦所致。无论因虚因实，皆属危重证候。

　　此外，先天性舌系带过短，亦可显现舌短缩，但无辨证意义，应与短缩舌相鉴别。

舌麻痹

舌有麻木感而运动不灵，称为麻痹舌。多因营血不能上荣于舌而致。

若无故舌麻，时作时止，是心血虚。

若舌麻而时发颤动，或有中风症状，是肝风内动之候。

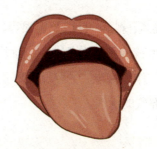

歪斜舌为中风先兆

舌歪斜

伸舌偏斜一侧，舌体不正，称为歪斜舌。多见于中风或中风先兆。

舌颤动

舌体震颤，不能自主，称为颤动舌。多由气血两虚，筋脉失养或热极伤津而生风所致。可见于血虚生风与热极生风等证。另外，酒毒内蕴者，亦可见舌颤动。

舌吐弄

舌常伸出于口外为吐舌；舌不停舐上、下、左、右口唇，或舌微出于口外，立即收回，为弄舌。两者合称为吐弄舌。弄舌常见于智力发育不全者。

第六节　望舌苔

舌苔，是指散布在舌面上的一层苔状物，由胃气向上熏蒸胃中谷气、食浊，凝聚于舌面而形成。正常的舌苔，一般是薄白均匀，干湿适中，舌面中部和根部稍厚。由于患者胃气有强弱，病邪有寒热，故可形成各种不同的病理性舌苔。望舌苔时，要注意苔质和苔色两个方面的变化。

望苔质

苔质指舌苔的质地、形态。临床常见的苔质变化包括舌苔的厚薄、润燥、腐腻、剥落、有根及无根等。

舌苔的薄厚分别以"见底""不见底"作为标准。主要反映邪正的盛衰和邪气的深浅。

薄苔

透过舌苔能隐隐见到舌质者,称为薄苔,又称见底苔。舌苔薄白而均匀,或中部稍厚,干湿适中。此为正常舌苔,提示胃有生发之气。

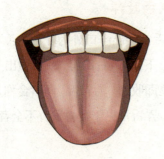

厚苔

不能透过舌苔见到舌质者,称为厚苔,又称不见底苔。厚苔由胃气兼挟湿浊、痰浊、食浊等熏蒸,积滞于舌面所致。说明疾病在里,多为病邪入里或胃肠积滞,病情较重。

舌苔的厚薄变化,称为舌苔的消长。舌苔由薄转厚,为舌苔长,为病势发展的表现;舌苔由厚转薄,为舌苔消,为病势退却的表现。舌苔的厚薄转化,一般是渐变的过程,如薄苔

突然增厚,提示邪气极盛,迅速入里;如苔骤然消退,舌上无新生舌苔,为正不胜邪,或胃气暴绝。

润、燥苔

舌苔的润燥提示津液的盛伤和输布的情况。

舌苔润泽有津,干湿适中,称为润苔,表示津液未伤;舌面水分过多,扪之湿而滑利,甚者伸舌涎流欲滴,称为滑苔;舌苔干燥,望之干枯,扪之无津,甚则舌苔干裂,称为燥苔,由津液不能上承所致;苔质颗粒粗糙如砂石,扪之糙手,称为糙苔。

舌苔润燥的转变为,舌苔由润变燥,提示热重津伤,或津失输布;舌苔由燥转润,主热退津复,或饮邪始化。

腐、腻苔

舌苔的腐腻提示脾胃之郁热、湿浊。

苔厚而颗粒粗大疏松,形如豆腐渣,揩之可去,称为腐苔。苔质颗粒细腻致密,揩之不去,刮之不脱,上罩一层腻状黏液,称为腻苔。若舌上为黏厚一层,犹如疮脓,则称为脓腐苔。

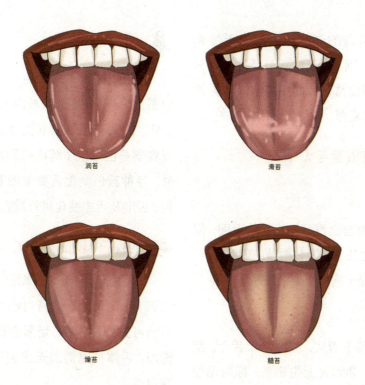

润苔　　　　　　　　　　　　　滑苔

燥苔　　　　　　　　　　　　　糙苔

剥落苔

剥苔提示胃气不足，胃阴损伤，或气血两虚；甚或胃阴枯竭，胃气大伤。

舌面本有舌苔，疾病过程中舌苔全部或部分脱落，脱落处光滑无苔。根据舌苔剥脱的部位不同和范围大小，可分为以下几种。

舌前半部苔剥脱者，称为前剥苔；舌中部苔剥脱者，称为中剥苔；舌根部苔剥脱者，称为根剥苔；舌苔多处剥脱，舌面仅斑驳残存少量舌苔者，称为花剥苔；舌苔不规则地剥脱，边缘凸起，界限清楚，形似地图，部位时有转移者，称为地图舌；舌苔全部剥脱，舌面光洁如镜者，称为镜面舌，又称光滑舌；舌苔剥脱处舌面不光滑，仍有新生苔质颗粒可见者，称为类剥苔。

剥脱苔的形成，总由胃气匮乏，不得上熏于舌，或胃阴损伤，不能上潮于舌所致。

总之，观察舌苔的有无、消长及剥脱变化，不仅能测知胃气、胃阴的存亡，亦可反映邪正盛衰，判断疾病的预后。

辨舌苔的剥落还应与先天性剥苔加以区别。先天性剥苔是生来就有的，其部位常在舌面中央的人字界沟之前，呈菱形，多与先天因素有关。

有根苔与无根苔

◆ 有根苔

无论苔之厚薄，若紧贴舌面，似从舌里生出者，为有根苔，又叫真苔。有根苔提示病邪虽盛，但胃气未衰。

◆ 无根苔

若苔不着实，似浮涂于舌上，刮之即去，非如舌上生出者，称为无根苔，又叫假苔。无根苔提示胃气已衰。

◆ 对辨别疾病轻重与预后的意义

有根是由胃气所生或胃气熏蒸食浊等邪气上聚于舌面而成，苔有根蒂，故舌苔与舌体不可分离。

无根是因胃气匮乏，不能续生新苔，而已生之旧苔逐渐脱离舌体，浮于舌面，故苔无根蒂，刮后无垢。

观舌苔的厚薄，可知病的深浅；观舌苔的润燥，可知津液的盛伤；观舌苔的腐腻，可知湿浊等情况；观舌苔的剥落和有根、无根，可知气阴的盛衰及病情的发展趋势等。

望苔色

苔色，即舌苔之颜色。一般分为白苔、黄苔、灰苔、黑苔四类及兼色变化。因为苔色与病邪性质有关，所以观察苔色可以了解疾病的性质。此外，各种苔色变化需要参照苔质、舌色、舌形及舌态变化进行综合分析。

白苔：表证、寒证

舌面上所附着的苔垢呈现白色。白苔有厚、薄之分。苔白而薄，透过舌苔可看到舌体者，是薄白苔；苔白而厚，舌体被遮盖而无法透见者，是厚白苔。

白苔一般为正常舌苔，亦见于表证、寒证。在一些特殊情况下，白苔也主热证。当身体外感邪气尚未传里时，舌苔往往无明显变化，仍为正常之薄白苔。

黄苔：里证、热证

舌苔呈现黄色。根据苔黄的程度，有浅黄、深黄和焦黄之分。浅黄苔呈淡黄色，多由薄白苔转化而来；深黄苔色黄而深浓；焦黄苔是深黄色中夹有灰黑色苔。黄苔多分布于舌中，亦可布满全舌。黄苔常与红绛舌同时出现。

邪热熏灼于舌，故苔呈黄色。一般情况下，苔色越黄，说明热邪越甚，浅黄苔为热轻，深黄苔为热重，焦黄苔为热结。舌苔由白转黄，或呈黄白相兼，多为外感表证处于化热入里，表里相兼的阶段。

苔淡黄而润滑多津者，称为黄滑苔。苔黄而干燥，甚至苔干而硬，颗粒粗大，扪之糙手者，称为黄糙苔；苔黄而干涩，中有裂纹如花瓣状，称为黄瓣苔；黄黑相兼而干焦者，称为焦黄苔。以上诸苔均主邪热伤津、燥结腑实之证。苔黄而质腻者，称为黄腻苔，主湿热或痰热内蕴，或为食积化腐。根据黄苔出现的部位，还可分辨邪热所在病位：舌尖苔黄，为热在上焦；舌中苔黄，为热在胃肠；舌根苔黄，为热在下焦。

灰苔：里热证或寒证

苔色浅黑，称为灰苔。常由白苔晦暗转化而来，也可与黄苔并见。多主里证，常见于里热证，也见于寒湿证。如苔灰而润，多见于痰饮内停证，或为寒湿内阻证。

黑苔：病情危重

黑苔较灰苔色深，多由灰苔或焦黄苔发展而来。一般来讲，所主病症无论寒热，多属危重之候。苔色越黑，病情越重。

如苔黑而燥，见于舌中者，是肠燥屎结，或胃将败坏之兆；见于舌根部者，是下焦热甚；见于舌尖者，是心火上炎所致。如苔黑而滑润，舌质淡白，为阴寒内盛，水湿不化。如苔黑而黏腻，为痰湿内阻。

灰黑苔：主阴寒内盛或里热炽盛

灰苔与黑苔只是颜色浅深的差别，故常并称为灰黑苔。灰黑苔的分布，在人字界沟附近的苔黑较深，越接近舌尖，灰黑色渐浅。灰黑苔多由白苔或黄苔转化而成，多在疾病持续一定时日，发展到相当程度后才出现。

灰黑苔可见于热性病中，亦可见

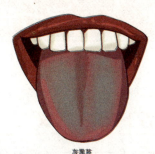

灰黑苔

于寒湿病中，但无论寒、热，均属重证，黑色越深，病情越重。但亦有苔灰黑而无明显症状者，如吸烟过多者，是为染苔。苔质的润燥是辨别灰黑苔寒热属性的重要指征。在寒湿病中出现灰黑苔，多由白苔转化而成，其舌苔灰黑，必湿润多津液；在热性病中出现灰黑苔，多由黄苔转变而成，其舌苔灰黑，必干燥无津液。

综合诊察舌质与舌苔

在分别掌握舌质、舌苔的基本变化及其主病后，还应同时分析舌质和舌苔的相互关系。

一般认为，察舌质重在辨正气的虚实，也包括邪气的性质；察舌苔重在辨邪气的浅深与性质，也包括胃气之存亡。舌质与舌苔无论是单独变化还是同时变化，都应综合诊察。

变化一致：主病综合

一般情况下，舌质与舌苔变化是一致的，其主病往往是各自主病的综合。如为里实热证，多见舌红苔黄而干。

变化不一致：四诊合参

舌质与舌苔两者变化不一致的时候，需四诊合参，综合评判。如白厚积粉苔，亦主邪热炽盛，并不主寒证；灰黑苔可主热证，亦可主寒证，须结合舌质润燥来辨别。

主病矛盾：两者合看

有时，舌质与舌苔两者主病是矛盾的，但仍需合看。如红绛舌白滑苔腻，在外感属营分有热，气分有湿；在内伤为阴虚火旺，又有痰浊食积。

第七节　望舌下脉络

舌下脉络的定义

正常人舌下位于舌系带左右两侧各有一条纵行的大络脉，称为舌下络脉。正常情况下，其管径不超过2.7 mm，长度不超过舌尖至舌下肉阜连线的 3/5，颜色暗红，无分支和紫点。脉络无怒张、紧束、弯曲、增生，排列有序，绝大多数为单支，极少出现双支。

望诊舌下脉络

望舌下络脉，主要观察其长度、形态、色泽、粗细、舌下小血络等变化。望舌下络脉的方法是，让患者张口，将舌体朝上腭方向翘起，舌尖轻抵上腭，勿用力太过，使舌体自然放松，舌下络脉充分显露。首先观察舌系带两侧大络脉的长短、粗细、颜色，有无怒张、弯曲等异常改变；然后观察周围细小络脉的颜色、形态有无异常。

舌下络脉异常及其临床意义

舌下络脉短而细，周围小络脉不明显，舌色偏淡者，多属气血不足，脉络不充。舌下络脉粗胀、分叉，或呈青紫、绛、绛紫、紫黑色，或舌下细小络脉呈暗红色或紫色网络，或舌下络脉曲张如紫色珠子状的大小不等的瘀血结节等改变，皆为血瘀的征象。其形成原因可有气滞、寒凝、阳虚等，需结合其他症状综合分析。舌下络脉的变化有时会早于舌色变化，因此，观察舌下络脉是分析气血运行情况的重要依据。

第八节　舌诊的临床意义与临床常见舌象辨治

舌诊的临床意义

舌诊简便易行，舌象的变化能较客观、准确地反映病情变化，可作为诊断疾病、了解病情发展变化和辨证的重要依据。舌诊在几千年的临床实践中不断经受考验，甚至有人认为舌诊较之脉诊更为重要且可靠。舌诊的临床意义有如下几个方面。

分辨病位深浅

一般情况下，病邪轻浅多见舌苔变化，其苔质偏薄，提示病邪多在体表；而病情深重可见舌苔、舌质均可发生明显的改变。例如，在外感温热病中，苔薄白是疾病初起，邪在卫分，病情轻浅；苔黄厚、舌质红为病邪入里，病情较重，主气分热盛。这说明不同的舌象提示病位深浅不同。

辨别病邪性质

不同的病邪侵袭人体，其舌象特征表现各不相同。例如，外感风寒，苔多薄白；外感风热，苔多薄白而干；寒湿为病，多见舌淡、苔白滑；燥邪为患，多见舌红、少津；实热证，多见舌红绛、苔黄燥。故风、寒、热、燥、瘀、食等诸种病因，大多可从舌象上加以鉴别。

临床常见舌象辨治

淡红舌薄白苔

望诊可见舌色淡红，薄白苔平铺于舌上，颗粒均匀，干润适中。

◆ 常人无病

舌淡红则气血尚充，苔薄白则里无积滞实浊，胃肠亦无燥实。常人临床上亦无病症。

◆ 邪轻位浅

风、寒、湿邪在表，内无积滞热实，则可见淡红舌薄白苔，可伴有头痛、恶风寒、身微热等表证。治宜辛温发散。可选用荆防败毒散或杏苏散。

淡白舌薄白苔

望诊可见舌质呈淡白色，舌质上有一层薄白苔，不燥不滑。

◆ 气血虚

气血亏虚，则舌淡；湿邪不胜，则苔薄白，不滑不燥。同时可伴有面色萎黄、心悸气短、神疲乏力等。治宜补益气血。可选当归黄芪建中汤或十全大补丸。

◆ 血虚

或因失血过多，或因化源不足，而致血虚，故可见淡白舌薄白苔。多伴有面色萎黄、唇甲色淡等。治宜补血养营。可选四物汤加紫河车、鹿角胶。

◆ 阳虚

阳气亏虚，不能温煦血脉，可见

淡白舌薄白苔。多伴有畏寒、肢冷等症。治宜温阳补虚。可选右归饮。

◆ 正虚外感

正气不足，初感风寒，尚没化热，可见淡白舌薄白苔。常伴有头痛、恶风寒、身热不甚、汗出等症。治宜益气解表。可选玉屏风散。

舌边尖红薄白苔

望诊可见患者舌质淡红，舌边尖红赤，苔薄白。

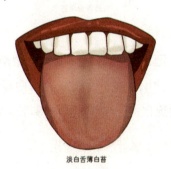

淡白舌薄白苔

◆ 温邪在卫

温病初起，温邪在卫、在表，多见舌边尖红，苔薄白。可伴有咳嗽、咽痛等症。治宜辛凉解表。可选银翘散或桑菊饮。

◆ 温燥伤肺

早秋，温燥之邪伤于上焦肺卫，可见舌边尖红，苔薄白且干，同时可有干咳、口干、咽干、鼻干等症。治宜辛凉甘润。可选桑杏汤。

红绛舌薄白苔

望诊可见患者舌质深红而绛，其苔薄白不干。

◆ 温邪初入营血

温热之邪入营血，津液尚未大伤，白苔尚未变黄，可见红绛舌白薄苔，同时可有身热、心神烦扰等症。治宜凉血透营。可选清营汤。

◆ 外寒里热

患者素体阳盛，外受风寒闭束，热不得越，里热外寒，可见红绛舌薄白苔，常伴喘逆、麻疹等。治宜清里解表。可选麻杏石甘汤合清营汤。

淡白舌白厚苔

望诊可见患者舌质淡白，舌上满布一层白厚苔，不滑不燥。

◆ 气血虚挟湿

气血亏虚，则舌质淡白。气虚，特别是脾气虚运化不及，湿蕴于里，则苔白厚。常伴有体倦乏力，脘痞纳少等症。治宜补益气血，温化湿浊。方选八珍汤合苓桂术甘汤。

◆ 阳虚不化

脾肾阳虚，运化不及，可见淡白舌白厚苔。常伴有水肿、手足不温等症。治宜温补脾肾利湿。方选济生肾气丸。

◆ 肺虚挟痰

久嗽久喘之人，肺气大虚，水津不布，痰湿内盛，可见淡白舌白厚苔。治宜补肺化痰。方选补肺汤。

淡红舌白厚苔

望诊可见患者舌淡红，上布白厚苔，不滑不燥。

◆ 脾胃虚寒

脾胃虚寒，运化不及，湿饮内生，可见淡红舌白厚苔。常伴有脘腹隐痛、饮食减少、手足易冷等症。治宜温中化湿。方选苓桂术甘汤或胃苓汤。

◆ 肾阳不足

肾阳不足，气化失司，水饮内停，上映于舌，可见淡红舌白厚苔。常伴有水肿、畏寒等症。治宜温肾利水。方选济生肾气丸。

◆ 外感寒湿

外感寒湿不解，舌苔由薄白转厚，多伴有肢体疼痛、头重如裹。治宜发散风寒湿邪。方选羌活胜湿汤。

红绛舌白厚苔

望诊可见患者舌质红绛，上布白厚苔。

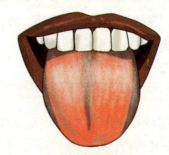

红绛舌白厚苔

◆ 湿温深入下焦

湿温之邪深入下焦，上蒙清窍，可见神识昏蒙，舌红绛而苔白厚。治宜清热化湿。方选甘露消毒丹。

◆ 肝胆湿热

肝胆有湿热壅滞，失于疏泄，热郁血瘀，可见舌红绛苔白厚。常伴有胁痛、口苦、黄疸等。治宜清泻肝胆湿热。方选龙胆泻肝汤或当归芦荟丸。

◆ 瘀热挟湿

内伤病瘀热挟湿，可见红绛舌白厚苔，多有心绞痛或胁下刺痛等。治宜化瘀清热利湿。方选冠心Ⅱ号或血府逐瘀汤，加蚕沙、茵陈等。

淡白舌白腻苔

望诊可见患者舌质淡白，上布白色腻苔，中心略厚。

◆ 正虚湿盛

气血大亏，不能充润于舌，复加湿盛，上映于舌，可见淡白舌白腻苔。同时可伴有面色无华、身倦肢怠等。治宜补益气血利湿。方选当归芍药散合四君子汤。

◆ 阳虚水泛

脾肾阳虚，运化水湿不及，水饮泛溢，可见淡白舌白腻苔，同时可见水肿、肢冷等。治宜温补脾肾，利水消肿。方选真武汤或金匮肾气丸。

◆ 脾虚食积

脾虚不能运化，食积于胃，上映于舌，可见淡白舌白腻苔。常伴恶心、纳呆等。治宜健脾化积。方选人参健脾汤。

淡红舌白腻苔

望诊可见患者舌质淡红，上布白腻苔，中心稍厚。

◆ 痰湿停蓄

痰饮阻肺，水津不布；脾虚不运，湿气内停，均可见淡红舌白腻苔。常伴有脘痞纳少、咳痰较多等。痰饮阻肺者，治宜补肺化痰，可选二陈汤加党参；脾虚湿停者，治宜健脾化湿，方选苓桂术甘汤。

◆ 宿食积滞

肠胃有宿食积滞，则碍运化，可见淡红舌白腻苔，同时伴有脘胀、嗳腐等。治宜消食导滞。方选枳实导滞汤。

◆ 湿温

中、上焦湿温，尚未化燥，可见淡红舌白腻苔。多伴有胸闷不饥、身热不扬等。治宜清化湿热。方选五物香薷饮。

红绛舌白腻苔

望诊可见患者舌质红绛，上布白腻苔。

◆ 湿毒深入营血

热毒湿邪深入下焦，犯于营血，则可见红绛舌白腻苔。常伴有神昏、抽搐。治宜清热解毒化湿。方选至宝丹等。

◆ 血热挟积

五志化火，热壅血瘀，复又脾湿

挟积，可见红绛舌白腻苔，常伴有胁脘胀痛或刺痛、口臭、嗳腐、纳呆等。治宜清热凉血消积。方选导赤牛黄散或导赤承气汤。

淡白舌积粉苔

望诊可见患者舌质淡白，全舌面布满白苔，如白粉，涩而不燥。

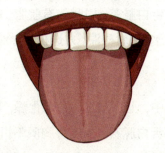

◆ 温疫毒邪

素体气血亏虚，复受温疫之毒侵袭，邪入少阳，犯于膜原，上映于舌，可见淡白舌积粉苔，同时可有往来寒热、恶心欲吐等症。治宜和解少阳。方选达原饮或蒿芩清胆汤等。

◆ 痰热郁积

痰热郁积，上映于舌，可见淡白舌积粉苔。常伴有胁痛、脘痛、咳逆等症。治宜清热化痰。方选青州白丸子。

◆ 风寒挟积

素有食积，复感风寒，更碍运化，

可见淡白舌积粉苔。常伴身热无汗、恶寒等。治宜表里双解。方选防风通圣丸。

◆ 痈毒初结

痈肿初期，邪毒开始郁结，上映于舌，可见苔白如积粉。治宜解毒消痈。方选仙方活命饮。

红绛舌积粉苔

望诊可见患者舌质红绛，舌上满布厚白苔，颗粒松疏，形如积粉，涩而不燥。

◆ 温毒直中

素有脾湿，复受温疫毒邪，舌苔未速变黄，可见红绛舌积粉苔，同时可有壮热、躁扰等症。治宜凉血解毒化湿。方选清瘟败毒饮。

◆ 郁毒挟积

食物中毒，毒热内发，积滞未消，可见红绛舌积粉苔。常伴有脘腹满痛、便结或里急后重。治宜解毒消积。方选大黄黄连泻心汤加牡丹皮、赤芍。

淡白舌白干苔

望诊可见患者舌质淡白，上布白苔且干。

◆ 正虚感温

气血亏虚之人，感受温热之邪，在肺在卫，津液有伤，可见淡白舌白干苔。常伴有身热恶风、头痛、咳嗽等症。治宜扶正解表。方选生脉散合桑菊饮。

◆ 凉燥袭肺

晚秋凉燥之邪袭人，口干舌燥，故可见淡白舌白干苔。常伴有身热无汗、鼻干、干咳等症。治宜辛温解燥。方选杏苏散。

红绛舌白干苔

望诊可见患者舌质红绛，舌面上布有白干苔。

◆ 阴虚外感

素体阴虚，复受温邪，尚未深入，可见红绛舌白干苔。常伴有身热、咽痛、干咳、恶风等症。治宜滋阴解表。方选加减葳蕤汤。

◆ 温毒初入营血

斑疹温毒，初入营血，津液有伤，可见红绛舌白干苔。除发斑发疹外，常伴有身热、躁扰等。治宜解毒透表。方选化斑汤或解毒透表汤。

◆ 燥邪入营

燥邪初入营血，可见红绛舌白干苔。常伴有干咳、身热、口干咽燥等症。治宜辛甘寒润法。方选清燥救肺汤合犀角地黄汤。

淡红舌白滑苔

望诊可见患者舌质淡红，舌面上布满白苔，津液较多，浸淫滑润。

◆ 外感寒湿

外感寒湿之邪，由表渐入里，影响脾胃运化，可见淡红舌白滑苔。常伴有头重、身痛、无汗等症。治宜化湿解表。方选藿香正气散。

◆ 水饮内停

脾肾阳虚，运化不及，水饮停蓄，可见淡红舌白滑苔。常伴有咳嗽稀痰，或水肿、手足不温等。治宜温阳利水。方选真武汤或春泽汤。

◆ 寒痰壅肺

寒痰壅肺，洋溢于上，可见淡红舌白滑苔。常伴咳逆、口不思饮等症。治宜温肺化痰。方选苓甘五味姜辛汤合二陈汤。

淡红舌白厚剥苔

望诊可见患者舌质淡红、苔白厚, 兼有大片剥脱无苔。

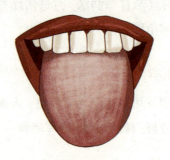

◆ 湿温燥化

湿温已久, 邪气未尽, 阴液已伤, 可出现淡红舌白厚剥苔。常伴低热、心烦、口渴等症。治宜养阴利湿。方选百合滑石汤或冬瓜皮汤。

◆ 阴虚挟积

积滞内存, 运化无权, 津液亏虚, 可见白厚剥苔。多有腹胀、纳差、大便不爽、五心烦热等。治宜消积养阴。方选保和丸合叶氏养胃汤。

◆ 痰湿宿疾

痰湿宿疾存内, 有碍运化, 阴津不生, 可见白厚剥苔。常伴有咳痰稀白、腰酸等。治宜化痰养阴。方选金水六君煎。

淡红舌黄白相兼苔

望诊舌质淡红, 舌面上布白苔兼黄苔。

◆ 寒热夹杂

伤寒未解, 表邪未尽, 已始入里化热, 外寒里热; 或素有里热, 复受寒邪, 以及素有里寒, 又感暑热, 寒热互结, 均可见黄白相兼苔。治宜寒热并投、表里双解。方选麻杏石甘汤, 或黄连汤、泻心汤。

◆ 邪居少阳

邪居少阳半表半里, 或居膜原, 枢机不利, 阴阳表里不能通达, 亦可见黄白相兼苔。多伴有往来寒热、胁痛等。治宜和解少阳。方选小柴胡汤或蒿芩清胆汤。

◆ 寒邪化热

伤寒邪初入里化热, 表证已解, 身热, 腹满痛, 便秘, 舌苔前白, 舌根黄。治宜清泻里热。方用大柴胡汤或防风通圣散。

红舌尖白苔

望诊可见患者舌尖有白苔, 中根部红, 少苔; 或舌尖部苔白, 中根部苔黄。

◆ 邪在半表半里

邪在半表半里，在半表者则舌尖部苔白，在半里者则中根部黄苔，同时可伴有往来寒热、胸胁苦满等。治宜和解少阳。方选小柴胡汤。

◆ 表寒里热

素体阳盛，复受寒邪，伤于肺卫，寒邪束表，热不得越，可见舌质红，舌尖苔白，中根部苔黄。治宜表里双解。方选防风通圣散。

红舌边白中黄苔

望诊可见患者舌质红，舌边苔白，中间苔黄。

◆ 太阳阳明合病

伤寒表未解，已始入里化热，初转阳明，故可见红舌边白中黄苔，滑润不燥。多伴有身热、头痛等症。治宜清热解肌。方选柴葛解肌汤。

◆ 温邪初入中焦

温邪表证未解，故舌边苔白；已入中焦伤津，故舌中部黄苔且干，伴有口渴引饮、壮热等。治法清热生津。方选竹叶石膏汤、银翘加白虎汤；大便闭结者，方选宣白承气汤。

红暗舌剥苔

望诊可见患者舌质暗红，舌苔花剥大片，边缘不齐，露出红色舌质。

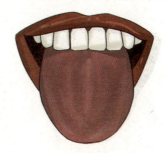

◆ 阴虚

肾阴亏虚，胃阴不足，不能生苔反剥脱，同时可有五心烦热、口干咽燥、便秘等症。肾阴虚者，治宜滋补肾阴，方选麦味地黄汤。胃阴虚者，宜补养胃阴，方选王氏益胃汤。

◆ 血虚生热

精血亏虚，则生内热，可见红暗舌剥苔。常伴有头晕目昏、耳鸣健忘、五心烦热等症。治宜养血益精。方选左归饮。

◆ 血瘀挟湿

杂病日久，入络入血，血瘀则舌暗，凡有所瘀，必阻滞生机，痰湿内停，脾胃虚弱，可致苔剥脱。可伴癥瘕、胁脘痛等。治宜化瘀利湿健脾。方选当归芍药散合桂枝茯苓丸。

淡白舌薄黄苔

望诊可见患者舌质淡白，舌面上布有薄薄一层黄苔。

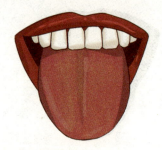

◆ 里有微热

黄苔刮之不净，舌质淡白，是里有热邪不甚，以胃有微热居多。常伴恶心、脘部不适。治宜清胃热。方选清胃散。

◆ 正虚感受热邪

气血不足，感受暑温之邪，由卫传气，可见淡白舌薄黄苔。多伴有身热、乏力、口干等症。治宜扶正解热。方选清暑益气汤。

◆ 伤寒初入阳明

伤寒初入阳明，始有化热之势，但热不甚，可见淡白舌薄黄苔。常伴有身微热、心烦、头痛等。治宜清热透邪。方选竹叶石膏汤。

◆ 血虚挟热

血虚之人，舌质淡白，内虽有热，可见薄黄苔，但舌质仍不能红。常伴有呕恶欲吐、小便黄少、口有臭味等。治宜养血清热。方用清胃散合猪苓汤。

红舌薄黄苔

望诊可见患者舌质红赤，舌面上布均匀薄黄苔。

◆ 里热较重

杂病五志化火，里热较重，上蒸于舌，常见舌红，苔薄黄而干。多伴有心烦易急、口干渴饮等症。治宜清泻阳明。方选竹叶石膏汤或玉女煎等。

◆ 寒邪化热

伤寒化热入于阳明，由表入里，可见舌质红，苔薄黄。可伴有身热、腹满等。治宜清解里热。方选大柴胡汤或调胃承气汤。

◆ 感受温热暑邪

人体感受温热暑邪，由表而里，可见舌红，苔薄黄而干。常伴身热、口干喜饮等症。治宜清解热邪。方选银翘散或黄连香薷饮、白虎汤。

绛舌薄黄苔

望诊可见到患者舌质红绛，舌面上布薄黄苔。

◆ **热邪初入营血**

温热邪气初入营血，气分之热未罢，可见绛舌薄黄干苔。可伴斑疹。治宜透营转气。方选清营汤。

◆ **内热郁瘀**

情志不遂，肝郁化火，火热壅瘀，可致痈毒、吐血等症。可见绛舌薄黄苔。治宜清心凉肝。方选犀角地黄汤合当归龙荟丸。

◆ **肝阳上亢**

因于大怒，肝阳上亢，气血郁于上，可见绛舌薄黄干苔。常伴有面赤、眩晕等症。治宜平肝熄风。方选天麻钩藤饮。

紫暗舌薄黄苔

望诊可见患者舌质紫暗，舌面上布薄黄苔。

◆ **血瘀气滞**

气为血之帅，血为气之母。血瘀则气滞，气郁则生热，因此，可见舌质紫暗、苔薄黄。多伴有疼痛，如头痛。治宜化瘀清热。方选化肝煎合丹栀逍遥散。

◆ **热毒入血**

温热毒邪入于血分，可见紫暗舌薄黄干苔。常伴有身热、躁扰等症。治宜凉血解毒。方选清瘟败毒饮。

淡白舌黄厚苔

望诊可见患者舌质淡白，舌上布满黄色厚苔，分布均匀，润泽不燥，或舌边尖有少许白苔。

虚实夹杂，气血不足，则舌质淡白，里有湿热实邪；特别是有脾胃湿热，则舌苔黄厚而不燥。常伴有面色萎黄、脘痞、纳呆等症。治宜益气养血、化湿清热。方选当归补血汤合胃苓汤。

淡红舌黄厚苔

望诊舌质淡红，舌面上布黄厚苔，分布均匀，润而不燥。

◆ **里有湿热**

脾胃湿热、肝胆湿热、下焦湿热及肺部痰热等者，均可见到淡红舌黄厚苔。常伴有纳呆、胁痛、尿黄、咳吐

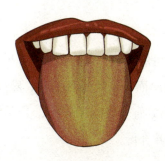

黄痰等。治法：脾胃湿热者，治宜清热化湿，方选半夏泻心汤；肝胆湿热者，治宜清泻肝胆湿热，方选龙胆泻肝汤；下焦湿热者，治宜清热利湿，方选八正散；肺有痰热者，治宜清肺化痰，方选青州白丸子。

◆ 伤寒传里化热

外邪入里，传于阳明化热，易生黄厚苔。常伴有大便干燥、腹满、口渴、日晡发热等。治宜清泻胃热。方选小承气汤或大承气汤。

◆ 内有积滞

脾胃宿食积滞，运化失常，郁而化热，则苔黄厚。常伴恶心、嗳腐、吞酸等。治宜消导积滞。方选枳实导滞丸。

红舌黄厚苔

望诊可见患者舌质红赤，舌面上布黄厚苔，少津或干。

◆ 脏腑热盛

脏腑热盛，火热蒸上，可见舌红苔黄厚而干。多伴有心烦、喜冷饮、脉实数等。治宜清热泻火。方选十全苦寒救补汤。

◆ 外邪化热入里

伤寒化热入里，温邪由卫入气，均可见舌红苔黄厚而干，常伴身热等症。治宜清热透邪。方选白虎汤或大黄黄连泻心汤。

绛紫舌黄厚苔

望诊可见患者舌质绛紫，舌面上布黄厚干苔或燥苔。

◆ 气血两燔

温热毒邪由表入里，气血两燔，可见舌质绛紫、苔黄厚干燥。并可见壮热躁扰、发斑等症。治宜清气凉血。方选清瘟败毒饮。

◆ 湿温入里化燥

湿温日久不解，入于下焦营血，化燥伤津，可见舌质紫绛、苔黄厚干。常伴身热、躁扰等症。治宜清营凉血，化湿生津。方选犀角地黄汤加竹沥叶、竹茹等。

◆ 脏腑瘀热

心瘀挟热、肾癌挟热，特别是肝脾郁热，均可见到绛紫舌黄厚苔。常伴有胸痛、胁痛等症。治宜化瘀清热。方选血府逐瘀汤加黄连、石菖蒲；亦可选用益肾汤。

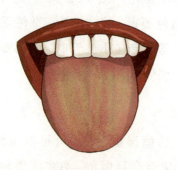

淡白舌黄腻苔

望诊可见患者舌质淡白，舌面上布黄腻苔。

◆ **正虚挟有湿热**

气血亏虚，故舌质淡白，内挟热痰湿浊，故苔黄腻。常伴面色萎黄、身倦体怠、脘痞纳呆等。治宜益气血，化湿浊。方选八珍汤合小陷胸汤。

◆ **湿温入里**

湿温之邪，由表入里，犯于脾胃、肝胆等，湿重于热，可见淡白舌黄腻苔。常伴恶心、呕吐、泻痢等。治宜清热化湿。方选藿朴夏苓汤。

◆ **黄疸**

湿热黄疸，湿重于热，可见淡白舌黄腻苔。常伴身目皆黄、小便黄赤等症。治宜清热利湿退黄。方选茵陈五苓散。

淡红舌黄腻苔

望诊可见患者舌质淡红，苔黄腻，或干或不干。

◆ **脏腑湿热**

里有湿热，特别是肺有痰热、脾胃湿热、肝胆湿热，多见淡红舌黄腻苔，或伴有胸闷咳逆、咳吐黄痰；或伴有胁痛、口苦等症。肺有痰热者，治宜清肺化痰，方选青州白丸子；脾胃湿热者，治宜清化湿热，方选蚕矢汤；肝胆湿热者，治宜泻利肝胆，方选龙胆泻肝汤。

◆ **积滞**

饮食失节，积滞内生，化热生湿，则舌淡红苔黄腻。常伴嗳腐、吞酸等。治宜消积导滞。方选枳实导滞丸。

◆ **湿温在气**

湿温之邪，由卫转气，犯于脾胃、肝胆，多见舌淡红、苔黄腻。常伴有身热、纳呆、尿赤等。治宜清热化湿。方选甘露消毒丹。

绛紫舌黄腻苔

望诊可见患者舌质红绛，舌面上布黄腻苔。

◆ 湿温入于下焦

湿温毒邪，速入下焦，故舌质绛紫，尚无燥化，苔仍黄腻。常伴身热、神昏等症。治宜凉血解毒化湿。方选菖蒲郁金汤送至宝丹。

◆ 中恶、中秽

夏季秽恶之邪卒中，每致神昏、肢厥，多见舌绛紫、苔黄腻。治宜开窍辟秽。方选至宝丹或安宫牛黄丸。

◆ 痰热中风

痰热阻滞清窍，可致卒中、口眼㖞斜、半身不遂，见舌绛紫、苔黄腻。治宜熄风豁痰开窍。方选羚角钩藤汤加竹沥。

◆ 疫毒

疫毒之邪直中脏腑，内素有湿，可见绛紫舌黄腻苔。多伴有壮热、吐泻、肢厥等。治宜清热解毒化湿。方选大剂清瘟败毒饮合燃照汤。

🥢 淡白舌黄滑苔

望诊可见患者舌质淡白，舌面上布或厚或薄的湿润光滑之黄滑苔。

◆ 气血不足挟有湿热

气血不足，则舌淡白；内有湿热

之邪，湿重于热，故苔黄而滑，常伴有面色萎黄、脘痞纳少、身倦乏力、尿黄等。治宜补益气血、清利湿热。方选芪芍桂酒汤合泽泻汤。

◆ 黄疸

黄疸湿重于热，可见苔黄滑光润。常伴身目俱黄。治宜清热利湿、退黄利胆。方选茵陈五苓散。

🥢 红绛舌黄滑苔

望诊可见患者舌质红绛，舌面上布或薄或厚的黄色滑润之舌苔。

◆ 湿温入深

湿温之邪入深，或犯心包，或犯肝肾，由气入血，津液未伤，故可见舌红绛，苔黄厚、滑润。常伴有神识昏蒙、肢厥、抽搐等症。治宜清热化湿，解毒凉血。方选至宝丹合菖蒲郁金汤。

◆ 湿霍乱

霍乱毒湿之邪入深，壅瘀血脉，可见舌红绛、苔黄滑。常伴有肢厥、吐泻等症。治宜解毒化湿。方选燃照汤或甘露消毒丹。

◆ 痰热郁瘀

痰热瘀阻，血脉失畅，可见舌红

绛而苔黄滑。常伴有疼痛或中风半身不遂等。治宜化瘀消饮。方选菖蒲郁金汤合桃红饮。

红舌偏白苔

望诊可见患者舌质红，舌苔纵分两半，一半是薄白苔，一半是厚白苔。

◆ 邪入少阳

少阳居半表半里，亦居身之侧，湿热偏重一侧，则见一侧是厚白苔。常伴有偏身痛、往来寒热、胸胁苦满、心烦喜呕等。治宜和解化湿。方选蒿芩清胆汤。

◆ 水饮积胁

水饮久积一侧之胁，上映于舌，可见偏白苔。多伴有胁痛、咳逆等。治宜化痰逐饮。方选控涎丹。

◆ 肝瘀脾湿

肝瘀化热，犯脾生湿，久之可见舌偏红苔白。常有胁痛、纳差、脘痞、小便黄等。治宜化瘀利湿。方选当归芍药散。

判断邪正盛衰

正气之盛衰，可在舌象方面反映出来。例如，气血两虚，则舌色淡白；

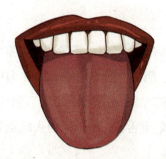

津液亏虚，则舌干苔燥；胃气旺盛，则舌苔有根；胃气衰败，则舌苔无根或光剥无苔。

分析病势进退

通过对舌象的动态观察，可测知疾病发展的进退趋势。从舌苔上看，若苔色由白转黄，由黄转为灰黑，苔质由薄转厚，由润转燥，多为病邪由表入里，由轻变重，由寒化热。邪热内盛，津液耗伤，为病势发展。反之，若舌苔由厚变薄，由黄转白，由燥转润，为病邪渐退，津液复生，病情向好的方向转变。若舌苔骤增骤退，多为病情暴变所致。

推测病情预后

舌荣有神，舌面有苔，舌态正常者，为邪气未盛，正气未伤，胃气未败，预后较好；舌质枯晦，舌苔无根，舌态异常者，为正气亏虚，胃气衰败，病情多凶险。

望诊危重舌象

病情发展到危重阶段，脏腑气机紊乱，阴阳气血精津告竭，作为疾病外征的舌象，也常有特殊的形色变化，称为危重舌象。现总结前人危重舌象如下。

猪腰舌

舌面无苔，如去膜的猪腰。多见于热病伤阴，胃气将绝，主病危。

镜面舌

舌深绛无苔而光亮如镜，主胃气、胃阴枯涸；舌色白如镜，毫无血色，也称白舌，主营血大亏，阳气将脱，均属病危，难治。

砂皮舌

舌粗糙有刺，或干燥枯裂。见于津液枯竭，主病危。

干荔舌

舌敛束而无津，形如干荔肉。见于热极津枯，主病危。

火柿舌

舌如火柿色，或色紫而干晦，如猪肝色。见于内脏败坏，主病危。

赭黑舌

舌质色赭带黑。乃肾阴将绝，主病危。

瘦薄无苔舌

舌体瘦小薄嫩，光而无苔。属胃气将绝，难治。

囊缩卷舌

舌体卷缩，兼阴囊缩入。属厥阴气绝，难治。

舌强语謇

舌体强直，转动不灵，且语言謇涩。多属中风痰瘀阻络，难治。

蓝舌而苔黑或白

舌质由淡紫转蓝，舌苔由淡灰转黑，或苔白如霉点、糜点。主病危重，难治。

以上所列危重舌象，是前人望舌的经验总结。临证参考这些舌象，对推断病情轻重，预测病情吉凶，具有一定意义，但也不能过于拘泥。同时病至危期，不但会影响舌象，也必然会有全身表现，故临床仍应四诊合参，综合判断，并进行积极治疗。

第五章

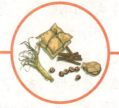

望体液、分泌物及排出物

第一节　望血

在正常情况下，对患者的望诊是看不到血的。但是，出现外伤以及疾病状态下的出血时，我们对于血的望诊就十分重要，甚至要抓紧时间观察，因此特别编写此章节。其中大、小便见血，则另见"望大便""望小便"的内容。在现场望血时还要注意，避免出现意外情况，勿让其他无关人员围观，因为有个别人会有"晕血"现象。此外，我们在望诊时也要关注汗、尿等津液变化。

正常血液颜色

动脉血颜色鲜红，静脉血颜色暗红，局部积血会随时间推移逐渐变瘀。正常情况下，全身皮肤没有瘀斑。

血液局部病变

外伤出血

患者精神紧张，本能按压或保护伤口，呈呼叫呻吟状。此外，出血伤口还会有其他外伤痕迹。

自杀出血

患者精神淡漠、不语，或呈悲哭状，抗拒救护，任由伤口流血。大量出血，则呈虚脱休克状。伤口多在手腕、颈部、腹部或其他自身能自行切割之处。

动脉出血

动脉出血呈鲜红色，黏稠度相对较高。出血比较急迫，如大动脉出血会呈喷射状。

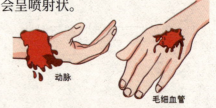

动脉　毛细血管

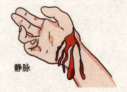

静脉

静脉出血

静脉出血呈暗黑色或暗红色，黏稠度相对较低。出血较缓慢，通过压迫能较快止血。

下肢静脉曲张出血

下肢静脉曲张出血可见患肢静脉明显曲张，周围有皮下瘀斑，当溃疡较深时会伴随渗血。

痣破出血

痣破出血的大多是血管痣。当较大的血管痣经有意抓挖或无意损破后，会缓慢流出鲜血。

出血时，我们应该采取怎样的急救措施呢？

外伤出血后，可采取指压法、包扎法、止血带等方法止血，最常用的为指压止血法；如四肢、颜面部、颈部动脉出血或静脉出血，均可采用压迫止血，并及时拨打120急救电话。

望诊血液疾病

咳血

咳血是指随咳嗽时痰中带血。多因肺部疾病，如肺炎、肺癌等引起，亦包括心力衰竭而致喘咳的泡沫样痰血。

咯血

咯血是指未经咳嗽而从口中咯出的来自呼吸道的血，出血量较咳血为多，多因支气管扩张、肺结核引起（也有把咯血纳入咳血）。

吐血

吐血又称呕血，指随呕吐而出的来自消化道的血。血呈暗红色，量较多，常夹杂食物残渣。多由胃与十二指肠溃疡、胃癌或肝硬化引起的胃底静脉曲张出血所造成。亦有因鼻血大量倒流入消化道再吐出，而出现呕血的假象。

牙衄

牙衄指牙龈出血，包括牙龈自然流出或自己吮吸出来血。多因牙周急、慢性炎症，坏血病，血小板减少症或其他血液病、牙龈癌、外伤、拔牙等引起。

眼结膜下出血

鲜血夹于眼球巩膜与结膜之间，常于单侧出现，不影响视力，不传染另一眼。多由各种诱因引发，如视疲劳、睡眠不足、伏案午睡，导致结膜下的毛细血管脆性增加而渗血。

耳出血

耳出血指鲜血或血水从耳道口流出。多由外伤，包括挖伤、击伤、声浪冲击伤致使鼓膜破裂出血，又或是由外耳道炎或中耳炎所致的耳渗血。

鼻衄

鼻衄指血液从前鼻孔流出，或从后鼻孔倒流出鲜血。少量出血多在前鼻孔，多见于鼻中隔偏曲、黏膜干燥出血，也见于鼻外伤、鼻咽癌、异常气体刺激和血小板减少等相关血液病；妇女月经期血管处于扩张状态，也易发生鼻衄。大出血多在后鼻孔出血，多见于在动脉硬化的基础上血压骤然升高，或各种原因导致的鼻部血管破裂出血，如鼻咽癌放疗后出血。

鼻和口同时出血

鼻和口同时出血，中医称之为"大衄"，多见于出血量较大的鼻出血，经后鼻孔流入口咽。其中少量血液入口咽下，则出现柏油样便；大量血液，则又从口中呕出。

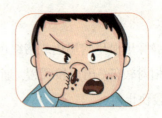

舌衄

舌衄指舌体出血或出现血泡，见于虚火上炎、咬伤或肿瘤。

肌衄

肌衄又称紫癜、皮下出血，是在皮层下的出血瘀斑。多由过敏性、特发性、老年性紫癜和钝器外伤所致，也见于血小板减少等相关血液病和各种原因所致的维生素 K 缺乏症。拔火罐或刮痧疗法操作也会有皮下出血。皮下出血严重时，会同时有内脏出血。

精液出血

精液出血又称血精，是指精液里有明显的血液成分，包括有血色、血丝，甚至血块。多见于急性附睾炎、前列腺炎、膀胱炎、尿道炎和睾丸癌。

肛门出血

肛门出血是指从肛门流出的血液，多在排大便时明显。多由肛裂、痔核损破或局部炎症以及大肠癌所致。

第二节 望汗

对于望汗的诊察，既容易又困难。简单是因当患者大汗淋漓来求诊多汗症时，医师一看就知，因为汗出自表皮。但是，有的在特定时间和局部性出汗的情况下，则要结合对患者的问诊来整体分析。

在医学上，多汗症可分为全身多汗和局部多汗。除生理性出汗外，出汗的诱因不在少数。比如药物导致的多汗。过去，中医多关注辨证，虚者慎用发汗之药，现代的中医还要接诊不少因西药副作用导致的多汗。所以，望汗在临床诊断中还是很有意义的。

汗液望诊依据

《素问·阴阳别论》记载："阳加于阴，谓之汗。"这论述了汗证产生的机理。《素问·经脉别论》言"故饮食饱甚，汗出于胃……摇体劳苦，汗出于脾"，明确提出汗证与各脏腑之间的联系。

正常的人体汗液

人体正常出汗分为不显汗和有效汗。不显汗指人处于静止状态时，人体排出汗液，但人感觉不出来；有效汗指在体力劳动、进食辛辣、环境炎热、情绪紧张等状态下，可见身体排出液态汗液，汗液多遍布全身，量适中，汗出随特殊状态停止而自发停止。

全身多汗

主要由发热性疾病、代谢性疾病以及精神因素等引起。

低血糖症

可导致患者面色苍白、出冷汗、手足震颤等。

甲状腺功能亢进

患者除怕热多汗外，还表现有吃得多反而消瘦，大便次数增多，心悸等。

糖尿病

由于合并自主神经功能障碍，常常有出汗异常增多的现象；患者还伴有多食、多饮、多尿和体重减轻等症状。

嗜铬细胞瘤

常见的症状就是淋漓多汗，多阵发性出汗，有时也可持续出汗；还可出现心悸、四肢发凉等。发作时常伴有明显的血压升高。

另外，高血压患者及更年期女性也可出现多汗。

局部出汗

头汗

头汗可见头面局部多汗，出汗仅限于头部，可见于自主神经功能紊乱。

鼻汗

每在情绪激动、精神紧张、工作劳累、讲话过多时排汗，汗液自鼻梁及鼻翼两侧渗出。多见于过敏性鼻炎及免疫力低下，易患感冒者。

半身汗

半身汗可见一侧身体汗出，无汗出一侧多为病变的部位。多见于中风、截瘫。

手足心汗

手足心汗可见手足心汗出，相当于局限性多汗症。

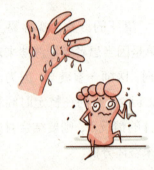

心胸汗

心胸汗可见心胸部易出汗或出汗过多，可见于心肌供血不足、心律失常、自生神经紊乱、甲状腺功能亢进等。

腋汗

汗臭如狐臊气味，腋窝部的大汗腺分泌异常。多见于青中年，女性多于男性。

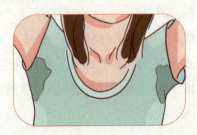

阴汗

阴汗可见阴部汗出，多提示下焦湿热，多见于阴部湿疹、慢性前列腺炎、阴道炎等。

 望诊汗液与疾病

自汗

自汗表现为醒后经常汗出，活动时明显，可见于感冒、甲状腺功能亢进、风湿病等。

盗汗

盗汗表现为睡时汗出，醒则汗止。多由阴虚阳亢引起，可见于结核病、佝偻病、嗜铬细胞瘤、妇女更年期等。

绝汗

绝汗表现为大汗不止，如珠如油，多在病情危重情况下发生，是亡阴或亡阳的表现，可见于心力衰竭、休克。

战汗

战汗表现为恶寒战栗而后汗出，多提示正邪剧争，多见于某些传染病的初、中期等。

冷汗

冷汗表现为汗出，但伴有冷感，多见于精神紧张或受惊的情况，病理上见于休克、低血糖、多汗症等。

热汗

热汗表现为汗出，但伴有热感，多提示里热证，多见于传染病早期、各系统急性感染性疾病、惊厥、恶性肿瘤等。

黄汗

黄汗表现为汗出，色如黄柏汁，多见于肝胆疾病、某些溶血性疾病和感染性疾病等。

闭汗

闭汗表现为皮肤表面少汗或完全无汗，属中医"癃闭"范畴，多见于汗腺功能障碍如先天性外胚叶发育不良、硬皮病、放射性皮炎等，神经系统损害如下丘脑肿瘤、中暑、痛风等，以及特发性无汗如甲状腺功能减退症、尿毒症、肝硬化等。

第三节　望痰

痰液望诊依据

痰液是机体水液代谢障碍的病理产物，是呼吸道（支气管、气管、咽、喉、鼻）黏膜分泌的黏液，主要通过肺和气道排出。其形成主要与脾、肺两脏功能失常关系密切。临床上分为有形之痰与无形之痰两类。这里所指的是咳唾而出的有形之痰涎。

正常人一般是不咳痰的，只有少数人清晨起床时可有少量痰液咳出，其色清而透明，属正常现象。当呼吸道发生异常改变时，或同一疾病的不同时期，痰液的量、质、味等就会发生改变。因此，日常生活中细心观察痰液的色、质、量等变化，可以判断脏腑的病变和病邪的性质。

望诊痰液与疾病

望痰液颜色

如果患者突然高热、寒战、胸痛、咳嗽，并咳铁锈色痰，提示患了大叶性肺炎。

如果咳痰色黄或黄绿，有继发性感染的可能。

咳出绿色痰，多见于黄疸、干酪性肺炎、肺部绿脓杆菌感染。

咳出粉红色泡沫样痰，多见于急性肺水肿。

咳出黑灰色痰，多见于尘肺病。

棕褐痰、巧克力色痰为血和脓的均匀混合物，多见于阿米巴肺脓肿。

望痰液性状

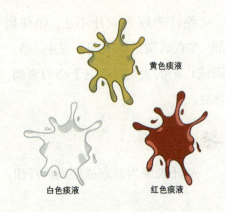

黄色痰液

白色痰液　　　　红色痰液

白色或无色黏稠痰多见于支气管炎、大叶性肺炎初期和支气管哮喘等；浆液性痰、稀薄而有泡沫痰，见于肺瘀血；如果为分层痰液，即痰液静置后分3层，上层为泡沫，泡沫下为脓性成分，中层为混悬黏液，下层为坏死组织，则多见于支气管扩张、肺脓肿、肺结核空洞等。

望痰液量

如果痰液量少，但比正常时多，常见于上呼吸道感染、急性支气管炎、肺炎早期等；如果痰液量多，常见于肺脓肿、肺结核并发空洞、肺水肿等。

第四节　望涕

涕是鼻腔分泌的黏液，涕为肺之液。健康人鼻腔内面衬有一层完整的黏膜，上面分布着很多具有分泌功能的杯状细胞，黏膜下有黏液腺，它们平时不断进行分泌活动，分泌的水分用于湿润吸入的空气。另外，黏液腺还经常分泌少量黏液，均匀地分布在黏膜表面，并吸附吸入空气中的灰尘和微生物；黏液中还含有溶菌酶，有抑制和溶解细菌的能力。

异常流涕可见于多种鼻腔、鼻窦疾病。

异常鼻涕与疾病

鼻流清涕

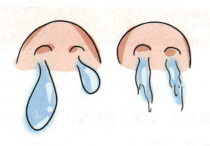

鼻涕清稀、鼻塞、似水易出，兼有头痛等症状，并伴有鼻腔黏膜充血、微红，有水肿者，多见于外感风寒感冒、急性鼻炎早期、过敏性鼻炎发作等。

鼻流黄涕

鼻涕呈黄色脓性，黏稠，有臭味，伴有鼻腔黏膜增厚，有水肿或溃烂区域，多为风热感冒、鼻窦炎、慢性鼻炎所致，或属上呼吸道感染恢复期。若流黄绿色鼻涕，则多为萎缩性鼻炎。

鼻流白色黏液涕

常见于慢性鼻炎或燥邪伤肺，主要表现为鼻塞、鼻涕增多，难以清理。

鼻流腥臭涕

鼻涕少、干、黏稠，有奇特的腥臭味，并伴有鼻腔黏膜萎缩，鼻甲缩小。由于嗅觉减退，患者自己并不会闻到鼻腔发出的奇臭味，多见于慢性萎缩性鼻炎，即鼻渊，为湿热蕴阻所致。

鼻流血性涕

无明显原因的鼻涕带血或鼻腔出血，有时量很少，与鼻涕相混，有的只是血丝，有的是小血块。不论量多少，都是鼻咽癌最常见的早期信号，尤其是青壮年人群，有鼻出血时，应当立即去耳鼻喉科检查，以免延误病情。

清除鼻涕的方法

用 4.5 克不含任何添加物质的纯盐，兑入 500 毫升清洁的温水。将兑好的盐水灌入洗鼻壶中。将壶嘴对准一侧鼻孔，头稍微偏向另一侧，让水流从另一侧鼻孔流出。取下洗鼻壶，稍用力分别擤两侧鼻子。在另一侧鼻孔重复相同动作，直到两侧鼻道均清洗干净为止。

可预防和治疗感冒、鼻炎、鼻源性咽炎、痰多，预防各种流行性感冒、肺结核等呼吸道传染性疾病，以及尘肺等职业性呼吸道疾病。

第五节 望涎唾

望涎

涎就是口水，是从口腔流出的清稀黏液。望涎主要用来诊察脾与胃的病变。

口中流涎，从口角而出，如见于小儿，则为胃中有热，或食滞，或疳积，或虫积。

成年人口角流涎，多为风痰上涌。若是风邪外袭面部经络所致的面瘫，则伴恶风发热、鼻塞等症；若是肝肾亏虚、阴虚风动所致的中风，则伴半身不遂、喉中痰鸣等症。

口中流涎，清稀而量多，自行从嘴角流出，伴有纳呆、腹胀者，则为脾胃虚寒，不能摄津所致。

口中流涎，白黏而量少，黏着而不易吐出，伴纳呆、口臭者，则为脾胃湿热，煎灼津液所致。

望唾

唾是从口腔吐出的稠滞泡沫状黏液。唾为肾之液，然亦关乎胃。胃中虚冷，肾阳不足，水液失其温运，气化失司，则水邪上泛，可见时吐唾沫。胃有宿食或湿邪留滞，唾液随胃气上逆而溢于口，故见多唾。

第六节　望呕吐物

呕吐物望诊依据

呕吐物是指由口吐出的胃内容物。胃气以降为顺，如果由于外邪干扰、饮食不节或脾虚不能运化等原因，导致胃失和降，气机上逆，胃里面的东西就会随之逆而上迫，反从口中出来，这就是呕吐。呕吐物与痰液一样，是脏腑疾病的产物，一出现便能反映脏腑的某些病症。对呕吐物的望诊，既观察其量的变化，也着眼于其颜色和形状，而且必须与闻诊紧密结合起来，注意其气味，有助于了解呕吐的原因和寒、热、虚、实等病性。

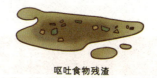

呕吐食物残渣

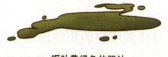

呕吐黄绿色的胆汁

望诊呕吐物与疾病

呕吐物量多，气味酸臭，起病急骤，多为实证；发病缓慢，病程较长，呕吐时发时止，呕吐物量少，气味不甚，多为虚证。

呕吐物清澈多水，其色较淡，多属脾胃虚寒；如果呕吐物为痰涎或清水而食糜少，胃脘漉漉有声，多为痰饮停滞；呕吐物为黄绿色、味道较苦的水液，多见于肝气犯胃和肝胆湿热的患者。

呕吐物清稀、无酸臭味，或呕吐清水痰涎，多胃阳不足，或寒邪犯胃，损伤胃阳，导致水饮内停于胃，胃失和降。

呕吐泛酸，伴烦躁易怒、两胁胀痛，多为肝郁犯胃。

呕吐物秽浊、有酸臭味，多因邪热犯胃，胃失和降，邪热蒸腐胃中饮食，致吐物酸臭。

呕吐不消化、味酸腐的食物，多属伤食，由暴饮暴食，食积不化，胃气上逆，推邪外出所致。

呕吐剧烈而频繁，初为饮食残渣，其后仅有黄水，伴壮热烦躁等症，甚至神昏谵语，为温热之邪上犯胃腑，常见于暑温、伏暑等温病。

呕吐血色暗红或紫暗有块，夹有食物残渣，多属胃有积热，或肝火犯胃，或由胃腑血瘀所致。

呕吐脓血是内痈为病。呕吐暗红血液，掺杂食物残渣，是胃中血络损伤而致出血，其量必多，常兼见大便色黑。

经常呕吐，呕吐物含有隔餐或隔日食物，量多，色少有黄绿的成分，并有发酵气味，多数为膈食，系胃下口（即幽门）梗阻难通所致。

第七节　望大便

身体健康与肠道健康息息相关，而肠道健康又与大便的情况密切相关。望察大便是一种检测消化道疾病和寄生虫感染最简单有效的方法，中西医都非常重视。如今，现代医学通过普查某年龄段人群的大便潜血试验，作为筛查大肠癌的有效办法。自2005年起，检查大便中的钙卫蛋白，又成了检测克罗恩病或其他炎症性肠病的有效办法。可见，大便提供的信息不应该被忽视。

医务人员从不避污秽，但望察大便时亦可通过透明包装物或拍照的方式来达到诊察目的。当然，有条件的还是应送检大便常规标本。

古代医籍对大便的记载

《素问·灵兰秘典论》云："大肠者，传道之官，变化出焉。"

《景岳全书·传忠录》云："二便为一身之门户，无论内伤外感，皆当察此，以辨其寒热虚实……后阴开大肠之门，其通与不通、结与不结，可察阴阳之虚实。"

《望诊遵经》云："庄生言道在屎溺……愚谓屎以得黄色之正者为中，得干湿之中者为常。知其正，则知其偏……而有形色之异，亦其变之常也。"该文指出望大便时应注意观察大便的颜色、干湿；除此之外，还需注意大便的量、性状、是否有寄生虫与结石。

正常大便

大便量

正常人每日排便一次，量为100~300 g，随食物种类、进食量以及消化器官的功能状态而异。

大便颜色与性状

正常成人的粪便排出时为黄褐色圆柱形软便，婴儿粪便呈黄色或金黄色糊状便。

从大便形状判断健康

块状

说明大便中水分含量很少，排便吃力。经常排这种便，一般预示肠内出现病变，如各种炎症，有时甚至是癌。

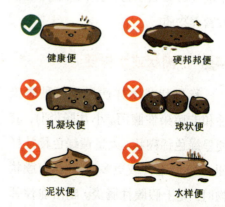

健康便　硬邦邦便　乳凝块便　球状便　泥状便　水样便

泥状

大便中的水分含量较多，这表示肠内已经积满宿便，肠道运动受到极大的阻碍，长期下去，有可能引起营养不良，进而导致多种疾病。

水样

大便中水分含量极多，这种大便是非常危险的信号，通常是一些恶性疾病的征兆，肠道运动几乎停滞，食物和水被原封不动地排泄出来。

硬邦邦状

这说明体内水分缺乏，肠道运动不太舒畅。这样的大便极易成为各种疾病的根源。

半链状

大便中水分含量较多，说明肠道不能充分吸收水分，也不能很好地吸收营养物质。

稀糊状或水样便

稀糊状或水样便见于各种感染性和非感染性腹泻。小儿肠炎时，粪便呈绿色稀糊状。大量黄绿色稀汁样便（3000 毫升或更多），并含有膜状物时，见于假膜性肠炎。副溶血性弧菌食物中毒时，可排出洗肉水样便。患血性坏死性肠炎时，可排出红豆汤样便。

细条样便

排出细条样或扁片状粪便，提示直肠狭窄，多见于直肠癌，或痔疮手术后瘢痕狭窄。

乳凝块便

乳儿粪便中见有黄白色乳凝块，亦可见蛋花汤样便，常见于婴儿消化不良、婴儿腹泻。

米泔样便

粪便呈白色淘米水样，内含有黏液块，量大、稀水样，见于重症霍乱、副霍乱患者。

黏液便

正常粪便中的少量黏液与粪便均匀混合，不易察觉。患肠炎时，增多的黏液均匀地混于粪便中；大肠病变时，因粪便已逐渐形成，黏液不易与粪便混合，来自直肠的黏液则附着于粪便表面。脓性黏液便则呈黄白色、不透明，常见于各类肠炎、细菌性痢疾和阿米巴痢疾等。

从大便颜色和便中物质判断健康

大便呈黑色或褐色

这是一种警惕信号，但不必慌张去医院，只要注意健康饮食，便可呈现黄色大便。但如果排出来的大便比平常还黑，或呈现紫色，就必须特别注意，这有可能是胃或肠出血，必须立即去看医生。漆黑的大便有各式各样的类型，如排出焦油状的大便，可能提示患有胃溃疡、十二指肠溃疡或胃癌等疾病。

黏血便

这种类型的大便有时会伴随剧烈的腹痛或呕吐的症状，此时可能是患有肠套叠、肠扭转、肠梗阻等疾病。如果黏血便中混有油脓，而且持续一段时间，就非常有可能患有大肠癌。便秘的人如果排出漆黑的硬大便，也可能是大肠癌的征兆。

带寄生虫的大便

蛔虫、蛲虫及绦虫等较大虫体或其片段肉眼即可分辨；需将粪便冲洗过筛，方可见到钩虫虫体。服驱虫剂后，应检查粪便中有无虫体，驱绦虫后应仔细寻找其头节。

带结石的大便

粪便中可见到胆石、胰石、胃石、肠石等，最重要且最常见的是胆石，常见于应用排石药物或碎石术后。

鲜血便

鲜血便见于直肠息肉、直肠癌、肛裂及痔疮等。患痔疮时，常在排便后有鲜血滴落，而其他疾病者则是鲜血附着于粪便表面。

柏油样便

柏油样便指稀薄、黏稠、漆黑、发亮的黑色粪便，形似柏油，多见于消化道出血。服用活性炭、铋剂等药物后也可排出黑便，但无光泽且粪便隐血试验阴性。若食用较多动物血、肝或口服铁剂等，也可使粪便呈黑色，粪便隐血试验亦可呈阳性，应注意鉴别。

白陶土样便

白陶土样便见于各种原因引起的胆管阻塞患者，或X线钡餐检查后排出的大便。

脓性及脓血便

当肠道下段有病变, 如痢疾、溃疡性结肠炎、局限性肠炎、结肠或直肠癌时, 常表现为脓性及脓血便。脓或血的多少取决于炎症类型及其程度。阿米巴痢疾以血为主, 血中带脓, 呈暗红色稀果酱样; 细菌性痢疾则以黏液及脓为主, 脓中带血。

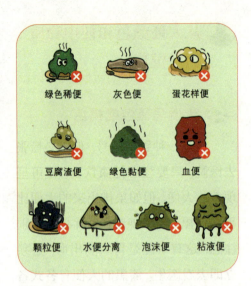

绿色稀便　　灰色便　　蛋花样便

豆腐渣便　　绿色黏便　　血便

颗粒便　　水便分离　　泡沫便　　粘液便

 ## 婴幼儿粪便

未添辅食时

此阶段母乳喂养的婴幼儿, 其大便呈黄色或金黄色, 稠度均匀如膏状或糊状, 偶尔稀薄而微呈绿色, 有酸味但不臭, 每天排便 2～4 次。如果平时大便次数较多, 但宝宝状况良好, 体重不减轻, 则不能认为其有病。

大便异常时

总的来说, 排便次数因婴幼儿体质而异; 对于便秘, 严格的定义是每周大便≤2 次, 且大便性状为干硬的丸状。对于大便异常, 主要与婴幼儿粪便的颜色和性状有关, 常见排出含奶瓣、有泡沫、发酸臭味的大便, 多由消化不良引起。

大多数婴幼儿对普通配方奶粉中的大分子牛奶蛋白消化不良时, 大便表现为便秘、大便中较多奶瓣、大便发臭等; 对配方奶粉中含量较高的乳糖消化不良时, 则常见泡沫便、发酸便、屁多胀气等; 如果是对配方奶粉中的棕榈油消化不良, 则容易造成大便干燥、排便困难等情况。根据症状的轻重, 家长需酌情判断或咨询医生是否需要将配方奶粉更换为易消化配方。

第八节　望小便

现代医学查小便，物理、生物、化学方面的手段一应俱全，而且新项目还在不断开发。中医对小便的望诊，也应了解其色、尿量、透明度、沉淀物等，发现问题时也可西为中用，送检尿液标本以检查相关项目。

小便望诊依据

《素问·经脉别论》云："饮入于胃，游溢精气，上输于脾，脾气散精，上归于肺，通调水道，下输膀胱，水精四布，五经并行。"

小便排泄正常与否，和膀胱、三焦、肾、肺、肝、脾、督脉、心等有密切关系。望小便应注意小便的量、颜色和澄清度。

正常小便

正常人每日尿量为1000~2000毫升。

正常新鲜尿液清澈透明。尿液颜色受食物、尿色素、药物等影响，一般呈淡黄色至深黄色。

异常小便与疾病

尿量过多

成人24小时尿量超过2500毫升，称为多尿，暂时性多尿可见于水

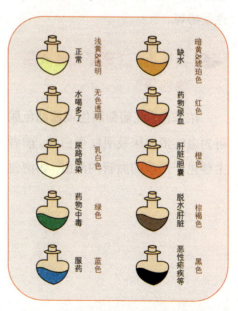

颜色	成因	颜色	成因
浅黄&透明	正常	暗黄&琥珀色	缺水
无色透明	水喝多了	红色	药物尿血
乳白色	尿路感染	橙色	肝脏胆囊
绿色	药物中毒	棕褐色	脱水肝脏
蓝色	服药	黑色	恶性疟疾等

摄入量过多、应用利尿剂者，糖尿病、慢性间质性肾炎、慢性肾衰竭的早期均可出现多尿。

尿量减少

成人 24 小时尿量低于 400 毫升或每小时 17 毫升，称为少尿，而 24 小时低于 100 毫升或 12 小时无尿液排出，则称为无尿。各种肾脏实质性改变可引起肾性少尿；结石、尿路狭窄、肿瘤压迫等可引起肾后性少尿。

血尿

血尿多见于泌尿系统炎症、结石、肿瘤、结核、外伤等，也可见于血液系统疾病，如血友病、血小板减少性紫癜等。

浓茶色、红葡萄酒色或酱油色尿

浓茶色、红葡萄酒色或酱油色尿可为血红蛋白尿及肌红蛋白尿。前者主要见于严重的血管内溶血，如溶血

性贫血、阵发性睡眠性血红蛋白尿症等。后者常见于挤压综合征、缺血性肌坏死等。正常人剧烈运动后，也可偶见肌红蛋白尿。

豆油样尿

豆油样尿指小便呈豆油样改变，常见于阻塞性黄疸和肝细胞性黄疸。

脓尿

新鲜尿液呈白色混浊（脓尿）或云雾状（菌尿），见于泌尿系统感染，如肾盂肾炎、前列腺炎和精索炎症等。

乳糜尿

乳糜尿可见于丝虫病及肾周围淋巴管梗阻。

泡沫尿

泡沫尿指尿中泡沫增多，主要由肾炎、糖尿病肾病时尿中蛋白增多所致。

第六章

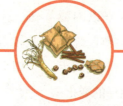

望小儿指纹

第一节　望小儿指纹

小儿指纹诊法是儿科常用的诊察方法，最早见于唐代王超所编著的《水镜图诀》。这是由《灵枢·经脉》中的"诊鱼际络脉法"发展而来的。

望小儿指纹常用于3岁以内婴幼儿疾病的诊断。因食指掌侧前缘络脉为寸口脉的分支，与寸口脉同属手太阴肺经，其指纹形态与色泽的变化，可以在一定程度上反映寸口脉的变化，故望小儿指纹与诊寸口脉的意义相同，可以诊察体内病变情况。

因幼儿脉部短小，诊病时每多哭闹，易使切脉失其真象，同时小儿皮肤较薄嫩，食指络脉易于观察，故常以望小儿指纹辅助诊察。

第二节　正确操作方法

小儿指纹是指3岁以内小儿两手食指掌侧前缘部的浅表络脉。诊察小儿指纹时，令家长将小儿抱起，面向光亮处，诊察者用左手拇指和食指轻轻握住小儿食指末端，再以右手拇指侧缘蘸少许清水后在小儿食指掌侧前缘，从指尖向指根部推擦几次，用力要适中，尽量使指纹显露，以便观察。

第三节　小儿正常指纹

食指掌侧前缘,络脉色泽浅红略紫,隐隐显露于掌指横纹附近,大多不浮露,多呈单支且粗细适中。小儿指纹亦受多种因素的影响。年幼儿络脉显露而较长;年长儿络脉不显而略短。皮肤薄嫩者,指纹较显而易见;皮肤较厚者,络脉常模糊不显。天热则小儿脉络扩张,指纹增粗变长;天冷则小儿脉络收缩,指纹变细缩短。因此,望小儿指纹时也要排除相关影响,才能做出正确诊断。

第四节　小儿病理指纹

对小儿病理指纹的诊察,应注意其纹位、纹态、纹色和纹形四个方面的变化是其要点:三关测轻重,浮沉分表里,红紫辨寒热,淡滞定虚实。

三关测轻重

小儿食指按指节分为三关:食指第一节(掌指横纹至第二节横纹

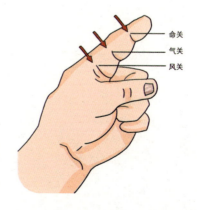
命关
气关
风关

之间）为风关，第二节（第二节横纹至第三节横纹之间）为气关，第三节（第三节横纹至指端之间）为命关。根据络脉在食指三关出现的部位，可以测定邪气的浅深、病情的轻重。

指纹显于风关，是邪气入络，邪浅病轻，可见于外感初起。指纹达于气关，是邪气入经，邪深病重。指纹达于命关，是邪入脏腑，病情严重。指纹直达指端（称透关射甲）提示病情凶险，预后不良。

浮沉分表里

指纹浮而显露，为病邪在表，见于外感表证。因外邪袭表，正气抗争，鼓舞气血趋于表，故指纹浮显。指纹沉隐不显，为病邪在里，见于内伤里证。因邪气内困，阻滞气血，使其难于外达，故指纹沉隐。

红紫辨寒热

指纹的颜色变化，主要有红、紫、青、黑、白等。指纹偏红，属外感表证、寒证。指纹紫红，属里热证。指纹青色，主疼痛、惊风。指纹淡白，属脾虚、疳积。指纹紫黑，为血络郁闭，病属重危。

淡滞定虚实

指纹浅淡而纤细者，多属虚证，由气血不足，脉络不充所致。指纹浓滞而增粗者，多属实证，由邪正相争，气血壅滞所致。

指纹诊法得出的结果虽是辅助判断健康和诊病的依据，但中医强调四诊合参，临床还需结合小儿其他症状，以及用正规的医疗检测手段进行全面分析。当指纹与病症不符，或病情轻而指纹变化不明显时，应以病症为主，舍去指纹。只有综合考虑，辨证论治，才能收到疗效。

第七章

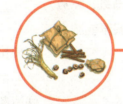

常见外科疾病望诊

第一节　颈痈

疾病望诊

本病生于颈部两侧，初起可见局部结块，呈圆形或椭圆形，边界清晰，皮色不变，随之皮色渐红，肿势高突，溃后则见脓出黄白稠厚或脓水清稀。

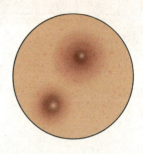

分证望诊

风热痰结

望诊多见于本病初期。于颈部两侧，或颔下、耳后，望之可见结块如鸡卵大，色白，逐渐漫肿，可伴寒热等全身症状，舌红，苔白厚。

治宜疏风清热、化痰消肿。方如牛蒡解肌汤（《疡科心得集》）加减。

热毒壅盛

望诊多见于本病成脓期。病变处皮色转红，肿势高突，身热不退，伴有便秘、溲赤、舌苔黄腻。

治宜清热泻火，解毒透脓。方如五味消毒饮（《医宗金鉴》）加皂角刺等。

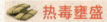 气血两亏

望诊多见于本病破溃后。若脓出黄白稠厚，肿消，则逐渐愈合；若体质虚弱，则脓水稀薄，疮口难敛，神疲，精神不振。

治宜补益气血。方如八珍汤（《正体类要》）加减。

外治法

初期可用金黄散（《外科正宗》）、玉露膏（《朱仁康临床经验集》）外敷；

成脓期宜切开排脓；破溃后，可先用八二丹（经验方）、九一丹（《医宗金鉴》）药线引流，脓尽腐去，可改用生肌散（《中医外科学讲义》）、生肌白玉膏（《中医外科学讲义》）外敷。

（摘选自《中医临床大全·外科》）

第二节　多发性疖

疾病望诊

本病好发于项后、背部、臀部等处，疖肿少则几个，多则几十个。初起望之，可见患处皮肤出现多个红色小皮疹，渐成红色硬性结节，2~3天后，硬结软化，中央出现黄白色脓头，脓出而愈。但易反复发作，此愈彼起，日久不愈。

分证望诊

 风热

望诊疖肿多发于头面与上半身皮肤，呈散在分布，见寒热、头身痛等全身症状，舌红，苔薄黄。

治宜疏风清热解毒。方如仙方活命饮（《校注妇人良方》）加减。

湿热

望诊疖肿好发于项后、背、臀等处，可见便秘、溲赤等全身症状，苔薄黄腻。

治宜清热利湿解毒。方如防风通圣散（《宣明论方》）加减。

阴虚

望诊疖肿多在身体各部位散在分布，结块色紫红，成脓较迟缓，可见发热、口干、小溲黄赤等全身症状，

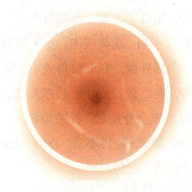

舌红。

治宜滋阴清热解毒。方如增液汤（《温病条辨》）合五味消毒饮（《医宗金鉴》）加减。

 外治法

初起可用金黄膏（经验方）外敷；成脓期后，可夹出脓栓，用太乙膏（《外科正宗》）合九一丹（《医宗金鉴》）外敷，每日一次，至伤口痊愈。

（摘选自《中医临床大全·外科》）

第三节　口唇部疔疮

 疾病望诊

本病生于口唇部位黏膜或皮肤，又因发病部位不同而名称各异。生在人中穴的称"人中疔"，发于口角的称"锁口疔"；生在唇部的称"唇疔"；生在颏部的称"承浆疔"；生在人中两旁的称"虎须疔"。本病初起，望之可见形如粟米，色紫、坚硬根深，如钉丁之状，周围红肿，上有粟粒样小疱，或黄或赤。发于唇黏膜者，令唇外翻，生于口角处者，肿胀坚硬，难以张口，可见恶寒发热、口渴尿赤等全身症状。若肿势扩大，可蔓延到颜面，边界不清，昏愦、恶心，为"走黄"之势。

 分证望诊

火毒蕴结

望诊可见患处肿有粟米样头，兼恶寒发热、口渴尿赤等全身症状，舌红，苔黄。

治宜清热解毒和营。方如五味消毒饮（《医宗金鉴》）加味。

热毒炽盛

望诊可见患处水肿，脓栓难出，肿势扩大，延及颜面，有走黄之势，舌红，苔黄。

治宜清热解毒、护心镇痉。方如疔毒复生汤（《医宗金鉴》）加味。

毒炽难化

望诊多见于疔疮溃后，脓汁少而肿硬不减，舌红，苔薄黄。

治宜清热解毒透脓。方如仙方活命饮（《校注妇人良方》）加减。

外治法

初期宜箍毒消肿，可用金黄散（《外科正宗》）外敷；成脓后宜切开排脓，疮口掺以拔疔散（《临诊得录》）；溃后宜提脓祛腐，仍用拔疔散或九一丹（《医宗金鉴》）；脓尽肿消，宜用生肌散（《中医外科学讲义》）生肌收口。

（摘选自《中医临床大全·外科》）

第四节 乳痈

疾病望诊

本病多见于妇女产后3~4周，好发部位为乳房外上方，常单发。初起望之，可见乳房肿胀，皮肤微红或不红，乳汁排泄不畅；继则结块增大，皮肤发红，约10日皮肤色转紫暗而成脓，溃脓黄稠。

分证望诊

肝胃郁热

望诊可见乳房肿胀或结块，皮色微红或不红，排乳不畅，多伴恶寒发热等全身症状，舌苔薄黄。

治宜疏肝清胃、通乳散结。方如瓜蒌牛蒡汤（《医宗金鉴》）加减。

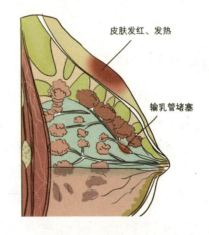

皮肤发红、发热

输乳管堵塞

热蕴成脓

望诊局部肿块逐渐增大，皮色鲜红，伴高热、口渴等全身症状，舌苔黄腻。

治宜清热解毒、通乳透脓。方如五味消毒饮（《医宗金鉴》）合瓜蒌牛蒡汤加减。

正虚毒恋

望诊多见于溃后久不愈者，或身热不退，肿痛不减，成"袋脓""传囊"之变。

治宜扶正托里、清除余毒。方如四妙散（《外科精要》）加减。

外治法

初期可配合乳房按摩，将瘀滞的乳汁逐渐推出。外敷金黄散（《外科正宗》）、双柏散（《外科学》）等，或用仙人掌去刺，捣烂、外敷。脓肿形成，宜切开引流。脓肿小而浅者，可用针管穿刺抽脓后，外敷金黄散。溃后可用八二丹（经验方）或九一丹（《医宗金鉴》）药捻，外敷金黄膏（经验方）；脓尽，改用生肌玉红膏（《外科正宗》）生肌收口。

第五节　水火烫伤

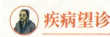 疾病望诊

凡由灼热的液体、固体、气体、电、化学物质或放射线等，伤害人体皮肉，皆称灼伤。其中，由火烧者称火烧伤，由汤烫者谓汤烫伤，合称水火烫伤。本病望之，可见烫伤部位不同程度的皮肉损伤，严重者兼见内脏病候。

皮肉损伤深浅不一，多采用三度四分法判断。Ⅰ度（红斑），创面望之红肿、表面干燥；浅Ⅱ度（水疱），创面望之红肿、潮湿，有水疱；深Ⅱ度（水疱），创面望之有水疱，但基

底苍白，间有红色斑点，潮湿；Ⅲ度（焦痂），创面望之干燥，色蜡白、焦黄或碳化，硬如皮革无弹力，2~4周焦痂脱落，形成肉芽创面。

总面积在10%（儿童5%）以下的Ⅱ度烧伤为轻症，轻症一般无全身症状。总面积在10%~30%（儿童6%~15%）之间的Ⅱ度烧伤，或Ⅲ度烧伤面积在10%以上，或头面、颈、手、会阴烧伤，或电灼伤、化学烧伤等为重症。重症者望之可见局部红肿，甚则肉色灰白，或皮焦肉卷，易于感染，流水溢脓，腐而难脱，因疼痛剧烈而难以安睡，可出现严重的全身症状。

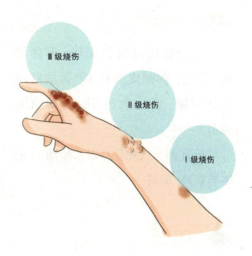

Ⅲ级烧伤

Ⅱ级烧伤

Ⅰ级烧伤

分证望诊

🔥 火热伤津

望诊除烫伤部位可见皮肉损伤外，全身可见发热、唇红而干、便秘、小便短赤等火热伤津之象，舌苔黄或黄糙，或舌光无苔，舌红而干。

外治的同时宜配合清热生津法内治。方如银花甘草汤（《外科十法》）合白虎汤（《伤寒论》）加麦冬、生地黄、天花粉等。

🔥 阴伤阳脱

望诊烫伤而体温不升，见有呼吸气微，表情淡漠，嗜睡，汗出淋漓，舌面光剥无苔或舌苔灰黑，舌红绛或紫黯。

内治急宜扶阳救逆、固护津液。方如参附汤（《校注妇人良方》）合生脉饮（《内外伤辨感论》）化裁。

🔥 火毒内陷

望诊烫伤见有壮热烦渴，躁动不安，小便短赤，舌苔黄或黄糙，或焦干起刺，舌红或红绛而干。若热毒传脾，可见腹胀、便秘，或有便溏黏而频，或有呕血、便血。

治法以清营凉血解毒为主。方如清营汤（《温病条辨》）加减。

气血两伤

望诊烫伤见面色无华，形体消瘦，自汗，创面皮肉难生，舌淡红或舌体胖嫩，舌边有齿印，苔薄白或薄黄。

治宜调补气血。方如八珍汤（《正体类要》）加减。

 ## 外治法

小面积的烧伤创面，初起可用清凉膏（《医宗金鉴》）、万花油（市售成药）外搽。中期有腐烂时，可用生肌玉红膏（《外科正宗》）、黄连膏（《医宗金鉴》）外敷；渗液多时，可用银花甘草汤（《外科十法》）湿敷。后期脱腐生新时，可用生肌白玉膏（《中医外科学讲义》）掺生肌散（《中医外科学讲义》）外敷。对于大面积烧伤创面，一般宜中西医结合处理。（摘选自《中国医学百科全书·中医外科学》）

第六节　脚癣

 ## 疾病望诊

本病生于足部，尤以脚趾缝多见，俗称脚气。临床所见，其局部皮损有不同的特点，有的可见足趾间潮湿皮烂、破流臭水，俗称为"臭田螺"。此外，还有的可见成群或散在的小水疱或干燥鳞屑，角质层增厚者。

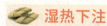 ## 分证望诊

湿热下注

望诊多为糜烂型足癣。常见足趾之间表皮浸渍、发白，有渗液，甚则皮烂流臭水，皮损处基底色红。严重者可见足肿、寒热等症。

治宜清热祛湿，一般无须内治，重者可用五神汤（《外科真诠》）加味。

其他

水疱型多发生于足弓和足趾两侧，可见成群或分散的小水疱，破溃或吸收后有少量鳞屑；随着水疱增多，可互相融合成半环形或不规则形的脱屑斑片。角化型常发生于足趾之间、足跟两侧和足底，可见鳞屑呈环形或片状，不断脱落，不断发生，除去鳞屑后，其下皮肤正常或略潮红。日久不愈者可出现角化过度、肥厚，冬季干燥时可发生皮肤皲裂。

 外治法

以水疱为主而无糜烂、渗水者，可用醋泡方（《朱仁康临床经验集》）。局部浸渍腐白者，可选用石榴皮水洗剂（《中医皮肤科诊疗学》）外涂，然后外扑花蕊石散（《中医皮肤科诊疗学》）等。局部糜烂、渗水明显者，可选用马齿苋、生地榆水煎，凉敷患处，然后用脚气粉（《朱仁康临床经验集》）搽抹。角化明显、鳞屑多或干燥皲裂者，可用醋泡方泡洗，然后外涂润肌膏（《外科正宗》）。

第七节 牛皮癣

 疾病望诊

本病多见于成年人，可发于全身各处皮肤，望之皮损形如牛项之皮，坚而硬，顽固难愈。皮损初起为有聚集倾向的圆形或多角形扁平丘疹，干燥而结实，皮色正常或淡褐色，表面光亮。久之丘疹融合成片，逐渐增大，皮肤增厚干燥成席纹状，皮损表面常附有干燥、细碎的鳞屑。多数有局部搔抓摩擦之血痂，皮肤呈苔藓样变。

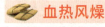 **分证望诊**

 血热风燥

望诊皮损泛发于躯干、四肢，多为红色群集丘疹，迅即融合成红色斑片，鳞屑少，舌红，苔薄白。

治宜凉血清热、消风止痒。方如

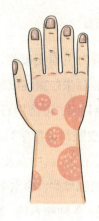

痂，苔薄黄或黄腻。

内治宜疏风清热利湿。方如消风散（《外科正宗》）加减。

顽癣浮萍丸（《外科正宗》）加减。

 ### 血虚风燥

望诊皮损色淡或灰白，干燥肥厚而呈苔藓样变，舌淡，苔薄。

治宜养血润燥、消风止痒。方如当归饮子（《外科正宗》）加减。

风热挟湿

望诊患部除有成片丘疹肥厚外，伴有部分皮损潮红、糜烂、湿润和血

风邪久郁

望诊多为病久者，患处皮损色黯褐，形如牛革，舌红，苔薄白或薄黄。

治宜搜风清热。方如乌蛇驱风汤（《朱仁康临床经验集》）。

外治法

皮损局限性者应以外治为主。初起皮损较薄者，可用皮癣膏（《朱仁康临床经验集》）外搽；日久皮损较厚者，可用薄肤膏（《朱仁康临床经验集》）、皮癣水（《朱仁康临床经验集》）外涂。

（摘选自《中国医学百科全书·中医外科学》）

第八节　粉刺

疾病望诊

本病多发于青春期男女的颜面、胸背等处，望之可见毛囊性红色丘疹，多数呈黑头粉刺，用手挤压，可

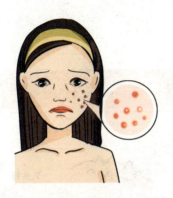

见粟粒样白色脂栓排出；少数呈灰白色的小丘疹。本病发展时，其色变红，顶部出现小脓疱，破溃愈后可留有暂时性色素沉着或小的凹坑状瘢痕。有的则形成结节、脓肿、囊肿及瘢痕等多种形态的皮肤损害，严重者可呈橘皮脸。

分证望诊

肺经风热

望诊面部、胸背等处见红色丘疹，皮肤潮红，丘疹中央可有脓疱或疖肿，此起彼消，舌尖红，苔薄白或薄黄。

治宜疏风宣肺清热。方如枇杷清肺饮（《医宗金鉴》）加减。

脾胃湿热

望诊面部、胸背皮脂分泌过多，可见毛囊口扩大，有黑痂丘疹，有时有丘疱疹、结节，或较大的疖肿，严重者呈橘皮脸，常伴便秘、小便黄，舌红，苔黄腻。

治宜清热化湿、解毒散结。方如黄连解毒汤（《外台秘要》）合茵陈蒿汤（《伤寒论》）加减。

冲任不调

望诊病情常可见周期性变化，于月经期前后加重，可伴月经不调或痛经，舌黯红，苔薄黄。

治宜调摄冲任、疏肝解郁。方如逍遥散（《太平惠民和剂局方》）加减。

脾失健运

望诊皮疹色红不鲜，反复发作，或结成囊肿，或伴见便溏、神疲，舌苔薄白。

治宜健脾化湿。方如参苓白术散（《太平惠民和剂局方》）加减。

外治法

可用颠倒散（《医宗金鉴》）水调后外搽。

第九节　疣

疾病望诊

　　本病多见于手足、颜面、颈项，亦可见于胸背、二阴等处，望诊以体表生有小赘生物为特点。疣体望之小如粟米，或大如黄豆，呈颗粒状、散在或簇集成群，部位不同，疣状不一。临床常见寻常疣、扁平疣、传染性软疣、掌跖疣、丝状疣和尖锐湿疣等。

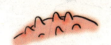
乳头样

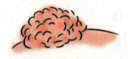
菜花状

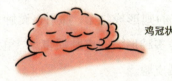
鸡冠状

分证望诊

肝胆郁热

　　望诊疣数目较多，并呈泛发倾向，疗程较短。

　　治宜清肝泻火，佐以疏风。方如清肝益荣汤（《外科枢要》）加减。

肾气不荣

　　望诊多屡散屡发，未能根除，或用腐蚀剂后，疣体外翻如菌状，时有渗血，疗程较长。

　　治宜补益肾气。方如六味地黄丸（《小儿药证直诀》）加味。

风热搏肤

　　望诊疣体色红而隆起，可见因痒而致搔抓痕。

　　治宜清热疏风、平肝软坚。方如大青薏仁汤（《中医皮肤科诊疗学》）。

湿热下趋

　　望诊多为尖锐湿疣。在外阴或肛周可见污褐色菜花状隆起，潮湿，渗

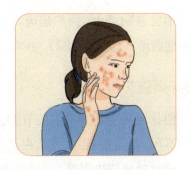

液或糜烂。

治宜清热利湿。方如龙胆泻肝汤（《太平惠民和剂局方》）加味。

 外治法

有洗涤法、腐蚀法、艾灸法、推疣法、摩擦法、结扎法、钳夹法和钝刮法等。扁平疣可选用洗涤法、腐蚀法，丝状疣适用结扎法，传染性软疣适用钳夹法。其他诸法适用于寻常疣及其类似的跖疣等。

（摘选自《中医临床大全·外科》）

第十节　红斑狼疮

疾病望诊

本病多发于青年女性，临床上通常分为盘状与系统性两类。

盘状红斑狼疮主要表现为皮肤损害，皮损多见于面部鼻两侧、颊部、耳轮等处，初起为黄豆至蚕豆大小的一片或几片红斑，渐向周围扩大，中心微凹陷，边缘稍隆起，粘着鳞屑，剥下的鳞屑下面有角质栓，日久呈暗红色斑。皮损形状多为不定形或类圆形，如盘状，发生于鼻梁和面颊部位的典型皮损常呈蝴蝶状。

系统性红斑狼疮除皮损外，同时可见累及主要脏器而出现的多系统的错综复杂的症状。皮损一般呈广泛性、对称性分布，初起时多在面部；或四肢同时发生，为大小不等、不规则的水肿性红斑，色鲜红或紫红，边缘清晰或不清。鼻柱和面颊的损害常融合成蝶形。在掌跖与四肢关节面、肩胛、上臂、臀部等易受摩擦的部位，可见压之不退色的水肿性红斑，其上可发生坏死，干燥后结成厚痂。

部分患者可见典型的盘状红斑狼疮皮损。红斑消退时，常遗留色素沉着或脱色性斑片。但少数患者可在整个病程中始终不见皮肤损害的表现。

分证望诊

阴血失荣

望诊多为盘状红斑狼疮。可见红斑局限，形如云片，皮肤稍见甲错。

治宜滋阴养血、润肌退斑。方如六味地黄汤（《小儿药证直诀》）加味。肤甲错明显者，宜佐以活血化瘀法，方如通窍活血汤（《医林改错》）加减。

热毒炽盛

望诊可见壮热不退、口干引饮、烦躁不安，甚则神昏等热盛之证，面颊红斑如云片，口糜舌烂，小便短赤，大便燥结，舌红。

治宜清热解毒、凉血化斑。方如犀角地黄汤（《千金要方》）加减。

阴虚火旺

望诊可见五心烦热、潮热盗汗、困乏无力等阴虚之证，红斑隐隐，舌红或如镜面。

治宜滋阴降火、清热退斑。方如知柏地黄汤（《医宗金鉴》）加味。

风湿热痹

望诊可见身热发斑、关节肿痛、屈伸不利，步履艰难，舌苔黄白。

治宜疏风清热利湿。方如白虎加桂枝汤（《金匮要略》）加味。

心脾两虚

望诊红斑狼疮而见面色㿠白，乏力神倦，纳呆少食，气短懒言，心神不宁，睡卧不安，舌淡红，苔少或薄白。

治宜补心养血、健脾益气。方如归脾汤（《普济本事方》）加味。

脾肾阳虚

望诊红斑狼疮而见下肢或周身浮肿，身倦无力，或见畏寒肢冷，胸腹胀满，尿少或尿闭，舌淡、体胖嫩。

治法温补脾肾。方如真武汤（《伤寒论》）加减。

肝郁血瘀

望诊面颊斑色黯红或紫，兼有胁下痞块、胀满不适，月经不调或闭经。

治宜疏肝行气、活血化瘀。方如膈下逐瘀汤（《医林改错》）加减。

第十一节　鸡眼

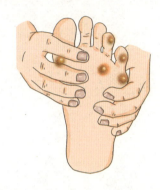

 疾病望诊

本病大多生于足缘或足趾之间，望之可见状如鸡眼之圆锥形角质增生物。患处初起可见皮肤增厚，继之呈局限性圆锥形，尖端伸入肉里，底面略高出皮肤，中心凹陷，表面黄白色，似豌豆大小，数目不一，患者行走时因疼痛颇重可见步履艰难。

 分证望诊

《医宗金鉴·肉刺》言本病"因缠脚或着窄鞋远行，皆可生之"。因其使趾、跖高出部位长期受压迫或受摩擦，气血运行不畅、肌肤失养而致，故属血失荣润之证，临床可见患处失荣而肉刺增生。

 外治法

治法无需内治。外治可用鸡眼膏（成药）敷贴。